ヘルスサイエンスのための
# 基本統計学

元国立公衆衛生院部長　福　富　和　夫
埼玉医科大学教授　　　永　井　正　規
自治医科大学教授　　　中　村　好　一
埼玉県立大学学長　　　柳　川　　　洋

## 第3版

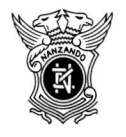

南山堂

# 第3版の序

　「男は女より力が強い」あるいは「男は女より背が高い」という単純な事実がある．ある1組の夫婦をとって，両者の力を比べ，身長を比べて，妻の方が力が強く，身長が高かったとしても，この事実が正しくない事を示すわけではない．これは統計学的事実だからである．

　保健，医学にとってもっと重要な問題で，しかしながら同じ程度に単純な「男は女より脳卒中になりやすい」あるいは「喫煙者は喫煙しない者よりも肺がんになりやすい」という事実も統計的事実，言い換えると統計的に成り立つものである．このような単純な事実を明らかにするにも統計的方法が必要であることをまず理解してほしい．そしてそれは決して難しい方法，理解しにくい理論などではない．むしろ常識的なものであることをわかっていただきたい．これが本書の大きな目的である．

　特に保健，医療関係の学生，従事者に「統計学は難しい」といった評価があるが，その原因の多くは教え方，学び方にあると思われる．統計学そのものにも難しい面がないわけではない．しかし，必要以上に難しそうに教えるやり方，難しいという学ぶ側の先入観が理解を困難にさせていることもある．データ解析の相談に来られた方から「私は統計のことはまったくわかりませんからよろしく」と言われて戸惑うことがよくある．このような発言が故意の謙遜によるものではなく，統計学は（自分の知っていることよりは）もっと難しいものだという誤解によることが少なくない．

　本書は難しくない．それでも，保健，医療関係者にとって，これを目指す学生にとって必要な統計の基礎，知識，方法は一通り与えてある．本書によって統計の基礎を身につけ，自信を持ってデータを扱えるようになっていただきたい．本書はそう考えて書かれたものである．

　1では統計学の目的など，統計に関する基礎的な概念をわかりやすく解説する．これが統計の「センス」である．これを納得したうえで以後の技術，

方法を学ぶと良い．

2は記述統計，データのまとめ方について述べており，3～6は統計的推論（推測統計学，推計学）である．両者の違いを確認しておくことが理解を助ける．

7は複数の変量を扱う場合の問題で，記述法と推論の方法の両者について述べる．8, 9は保健衛生に関連して特に重要な課題についての説明である．

今回の改訂の主要な点は，ベーシックプログラムをエクセルのそれに改変したことである．便利な統計ソフトが広く普及した今日，ベーシックでプログラムを書くのは限られた人だけであり，この改訂は遅きに失した感がないともいえない．また，エクセルの優れた面は，途中の計算過程が手計算と同様に表示されることである．これは統計計算を学習する際，その理解を大いに助けるものといえよう．

本書は保健・医学関係の学生のための教科書として作られた．しかし統計の勉強方法として最も有効なのは教科書を読むことではなく，実際やってみることである．これによってどこが大切なのか，何を間違えやすいのかが実感できる．統計の「センス」が磨かれる．統計の有効な利用に本書から出発していただけたら望外の幸いである．

2001年12月

著者ら

# CONTENTS

## 1. 基本的概念

**1.** 統計学とは何か ･････････････････････････････ 1
**2.** データの性格 ･････････････････････････････ 3
 **❶** 集団データ ･････････････････････････････ 3
 **❷** 試行データ ･････････････････････････････ 5
**3.** さまざまな誤差 ･････････････････････････････ 6
 **❶** 統計の誤差 ･････････････････････････････ 6
 **❷** 標本誤差と非標本誤差 ･････････････････････ 6
 **❸** 偏　り ･････････････････････････････････ 7
**4.** データの種類 ･････････････････････････････ 9
 **❶** 質的データ ･････････････････････････････ 9
 **❷** 数量データ ･････････････････････････････ 10
 **❸** 数量データの階級分け ･････････････････････ 11
 **❹** 質的データの数量化 ･････････････････････ 12
 **❺** 時間の推移に係わるデータ ･････････････････ 13

## 2. 記述的解析

1. 数量データの記述的解析 ・・・・・・・・・・・・・・・・・・・・・・15
   1. 度数分布による表現・・・・・・・・・・・・・・・・・・15
   2. 特性値・・・・・・・・・・・・・・・・・・・・・・・・・・・・・19
   3. 歪み度と尖り度・・・・・・・・・・・・・・・・・・・・・・23
2. 質的データの記述的解析 ・・・・・・・・・・・・・・・・・・・・・・25
3. 統計図表（グラフ）の作成 ・・・・・・・・・・・・・・・・・・27

## 3. 統計的推論の準備

1. 確　率 ・・・・・・・・・・・・・・・・・・・・・・・・・・・・・・・・・・・・35
2. 分　布 ・・・・・・・・・・・・・・・・・・・・・・・・・・・・・・・・・・・・40
   1. 確率分布・・・・・・・・・・・・・・・・・・・・・・・・・・・40
   2. 2項分布・・・・・・・・・・・・・・・・・・・・・・・・・・・46
   3. 超幾何分布・・・・・・・・・・・・・・・・・・・・・・・・・48
   4. ポアッソン分布・・・・・・・・・・・・・・・・・・・・・50
   5. 正規分布・・・・・・・・・・・・・・・・・・・・・・・・・・・52
3. 平均（期待値）と分散に関する公式 ・・・・・・・・・・・・58

## 4. 統計的推論 —推定—

1. 統計的推論とは ・・・・・・・・・・・・・・・・・・・・・・・・・・・・・・ 61
2. 母集団の平均値と分散の点推定 ・・・・・・・・・・・・・・・・・ 62
3. 母集団の平均値の区間推定 ・・・・・・・・・・・・・・・・・・・・・ 63
4. 割合の推定 ・・・・・・・・・・・・・・・・・・・・・・・・・・・・・・・・・・ 67

## 5. 統計的推論 —検定—

1. 仮説検定の考え方 ・・・・・・・・・・・・・・・・・・・・・・・・・・・・ 71
2. 平均に関する検定 ・・・・・・・・・・・・・・・・・・・・・・・・・・・・ 74
   1. 平均の検定 ・・・・・・・・・・・・・・・・・・・・・・・・・・・・・・・ 74
   2. 2つの母集団の平均値の差の検定（対応がない場合）・・・・ 75
   3. 対応のある場合の2つの平均値の差の検定 ・・・・・・・・・・ 76
3. 割合に関する検定 ・・・・・・・・・・・・・・・・・・・・・・・・・・・・ 78
   1. 割合の検定 ・・・・・・・・・・・・・・・・・・・・・・・・・・・・・・・ 78
   2. 2つの母集団の割合の差の検定 ・・・・・・・・・・・・・・・・・ 79
   3. 対応のある場合の2つの割合の差の検定 ・・・・・・・・・・・ 80
4. 推定，検定の適用における諸問題 ・・・・・・・・・・・・・・・・ 83
   1. 推定と検定 ・・・・・・・・・・・・・・・・・・・・・・・・・・・・・・・ 83
   2. 両側検定と片側検定 ・・・・・・・・・・・・・・・・・・・・・・・・ 84
   3. 統計的推論の前提条件 ・・・・・・・・・・・・・・・・・・・・・・・ 85

# 6. 分割表による検定

1. 分割表による検定 · · · · · · · · · · · · · · · · · · · · · · · · · · · 87
2. 2×2 分割表 · · · · · · · · · · · · · · · · · · · · · · · · · · · · · · · 87
   1. 2変量の 0-1 データ · · · · · · · · · · · · · · · · · · · 87
   2. 関連性の検定 · · · · · · · · · · · · · · · · · · · · · · · · · · 89
   3. 2×2 分割表に関する注意 · · · · · · · · · · · · · · · 91
3. 2×R 分割表 · · · · · · · · · · · · · · · · · · · · · · · · · · · · · · 95
   1. R個の集団の割合に関する検定 · · · · · · · · · · · · · · 95
   2. 多肢選択項目に関する2つの集団間の分布の差の検定 · · · · 99

# 7. 相関と回帰

1. 関連と相関 · · · · · · · · · · · · · · · · · · · · · · · · · · · · · · 103
2. 2変量データ · · · · · · · · · · · · · · · · · · · · · · · · · · · · · 104
3. 回帰直線の推定と検定 · · · · · · · · · · · · · · · · · · · · · · 105
4. 相関係数の推定と検定 · · · · · · · · · · · · · · · · · · · · · · 108
5. 関連性と因果関係 · · · · · · · · · · · · · · · · · · · · · · · · · 112

# 8. 疾病頻度の推定 と 検定

1. 疾病頻度の指標 ･････････････････････115
   1. 有病率 ･･････････････････････････115
   2. 罹患率 ･･････････････････････････116
   3. 累積罹患率 ･･････････････････････119
   4. 死亡率 ･･････････････････････････122
2. 疾病頻度についての推論 ･････････････123
   1. 疾病頻度の推定 ･･････････････････123
   2. 疾病頻度の検定 ･･････････････････124
3. 相対危険とオッズ比 ･････････････････126
   1. 相対危険 ････････････････････････126
   2. オッズ比 ････････････････････････128
4. 交絡因子の調整 ･････････････････････132
   1. 層別 ････････････････････････････133
   2. マンテル-ヘンツェル法 ･･････････133
5. 死亡率と年齢調整死亡率 ･････････････138
   1. 直接法 ･･････････････････････････139
   2. 間接法 ･･････････････････････････140
   3. 直接法と間接法およびマンテル-ヘンツェル法 ･･････140

## 9. 生命表

1. 生命表とは ・・・・・・・・・・・・・・・・・・・・・・・・・・・・・147
2. 生命表関数 ・・・・・・・・・・・・・・・・・・・・・・・・・・・・・148
3. 生命表関数の簡便な計算法 ・・・・・・・・・・・・・・・・・151
4. コホート観察と生命表法 ・・・・・・・・・・・・・・・・・・・154
5. カプラン-マイヤー法 ・・・・・・・・・・・・・・・・・・・・・・157

## 10. エクセルによる計算

説　　明 ・・・・・・・・・・・・・・・・・・・・・・・・・・・・・・・163
関連性の検定（2×2分割表） ・・・・・・・・・・・・・・・・165
一様性の検定，傾向性の検定（2×R分割表） ・・・・・・166
順位和検定（2×R分割表） ・・・・・・・・・・・・・・・・・・168
回帰式と相関係数 ・・・・・・・・・・・・・・・・・・・・・・・・170
年齢調整死亡率（直接法） ・・・・・・・・・・・・・・・・・・172
年齢調整死亡率（間接法） ・・・・・・・・・・・・・・・・・・173
患者-対照研究の結果のマンテル-ヘンツェル法による解析 ・・174
コホート研究による観察結果のマンテル-ヘンツェル法
　による解析 ・・・・・・・・・・・・・・・・・・・・・・・・・・・176
チャンの方法による生命表関数の計算 ・・・・・・・・・・・178
カプラン-マイヤー法による累積生存率の計算 ・・・・・・・180

## 数　表

付表-1　正規分布表（上側確率） ·····················183
付表-2　t 分布のパーセント点 ·······················184
付表-3　$x^2$ 分布のパーセント点 ······················185
付表-4　相関係数の検定 ···························186
付表-5　乱数表 ·································187
付表-6　相関係数の z 変換表 ························188
数表の説明 ···································189

INDEX ·················195

# 1 基本的概念

## 1　統計学とは何か

　今日の社会は情報化社会である，という．実際，われわれの周辺にはさまざまな情報が満ち溢れている．これらの情報を利用せずには，日常生活を営むことも不可能なように思える．ところで情報とは何か．このような抽象的な概念を理解するには具体例について考えるのがよい．

　いま，自分の健康状態について知りたいため，集団健診を受けたとしよう．そこでは，血圧が測定され，尿が検査され，胸部X線写真が撮影される．そして，健康状態の情報の少なくとも一部はこれらの結果として表現される．このように情報を具象化したものを，データと呼ぶことにする．データは数量や符号で表されることが多いが，また，言葉や図形で表される場合もある．後者のようなものは取り扱いが不便なこともあるゆえ，さらに，一部の性質を抽出して数量や符号の形に変換されることが多い．

　データには変動するものと，変動しないものとがある．たとえば，血圧値は心臓の収縮に伴い大きく変動する．そこで，最高値を示す収縮期の値と，最低値を示す拡張期の値を計測する．計測を何回か繰り返すと値が異なることがあるが，その原因は測定上の誤差もあるし，あるいは心理的要因などによる本質的な変動によることもある．血圧値の高い人もあるし，低い人もある．この変動は個体差と呼ばれる．人口集団を年齢階層に分けて血圧値を観測すると，年齢とともに平均値が上昇する傾向もみられる．このようにデータの変動要因にはさまざまなものがある．

## 2　基本的概念

　調査や実験の観察データは，たいてい，何らかの要因に基づく変動を伴うのが普通だが，一方，変動を含まないデータもある．たとえば，列車の発着予定時刻や所得税の税率など，人が定めた値，重力加速度や物質の比重など，物理的・化学的定数は変動を含まない．

　さて，統計学とは何か．定義は人により千差万別であるが，ここではひとまず，「データを取り扱うための技術学」と定義しておこう．統計学が対象とするデータは，何らかの変動を含むものに限られる．変動を含むデータを統計データというが以後は統計データのみ対象とするので，これを単にデータと記すことにする．

　次に「データを取り扱う」ことの内容であるが，おおよそ次の3段階に分けられる．まず，データの収集，次に，収集したデータの整理，最後にデータの解析，である．統計学はこれら各段階における技法ならびに方法論を対象とする学問といえる．たとえば，データ収集の技法については統計調査法，実験計画法と呼ばれる分野が含まれる．データ整理に関してはコンピュータなど情報機器の利用と強く関連しており，いまや統計学の1部門というより情報科学として独立した学問分野を形成している．データ解析は統計学の主要な部分を占めるものと思われている．実際，多くの統計学の教科書では内容の大半をデータ解析に当てており，この点は本書も同じである．しかしこれは，データ解析が統計的方法の中でも特に重要であるということではない．統計的方法はデータ収集に始まり，整理，解析に至る全過程が適切になされて，初めて正しい結果をもたらすものである．ただ，データ解析には数学的な表現が多く含まれ，慣れない者には取りつきにくい面があるため初心者のためのていねいな教科書が必要であろう．また，方法論として体系的に記述しやすいことも1つの理由と思われる．

　以上は統計学を方法論の学としてみたものであるが，これとは別の見方もある．統計学は個々の科学の分野における統計的法則性（あるいは統計的規則性）を探究する学問である，という立場である．データはさまざまな要因に基づく変動を含むゆえ，そこに潜む法則性を抽き出すのはなかなかむずかしい．興味深い法則性とみられるものでも，偶然が作り出した結果に過ぎないこともある．そこで，統計的法則性の探究には適切な統計的方法が必要となる．たとえば，衛生統計学や社会統計学は，それぞれ公衆衛生学や社会学

における統計的法則性と，法則性の探究に必要な方法論とを対象とするもの，といえる．

　本書は医学や公衆衛生学を学ぶ人達を対象に統計的方法の基礎を述べたものである．それゆえ，例題などには主として医学，公衆衛生学の分野のデータを採用している．しかしこれらの分野の統計的法則性を体系的に取り上げてはいない．それらの問題に関心のある人は，疫学や衛生統計学の本を参照されるのがよい．

# 2　データの性格

## 1　集団データ

　いま，ある地域に高血圧者が異常に多いことに関心を持ち，調査を企画したとしよう．まず，対象の明確化が必要である．たとえば，A町およびB村に居住する40歳以上の成人全員，という具合に規定する．これを対象集団と呼び，集団を構成する個々人を個体と呼ぶ．このような個体に関するデータを集団データという．この場合，対象集団を人の集まりとみる代わりに，各個体に関するデータの集まり，とみてもよい．実在する対象集団に含まれる個体数は，有限である．これを集団の大きさという（以下，これを $N$ で表す）．

　対象集団から一部の個体を抽出して調査する場合もある．調査に必要な費用，日時，人員などの制約によることもあるが，調査の目的によっては全数を調査する必要がない場合もある．しかし，この場合にも本来の関心は対象集団にあるのであり，抽出した一部のデータを通じて対象集団に関する情報を入手しようとする目的は変わりない．このような調査を**標本調査** sample survey という．標本調査において本質的なことは，対象集団からのデータ抽出が無作為になされることである．ある種の作為をもって抽出されたデータから，対象集団に関する正しい情報を入手できないことは明らかであろう．

　**無作為抽出** random sampling により得られた1組のデータを**標本** sample と呼び，標本に対して対象集団のことを，標本を生み出したもの，すなわち，**母集団** population と呼ぶことにする．無作為抽出によるデータについては，

**4** 基本的概念

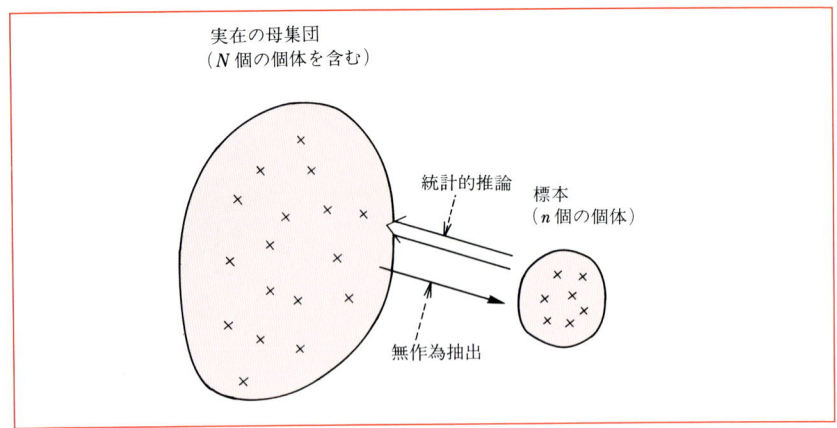

**図 1-1　母集団と標本の関係（集団データの場合）**

確率論の適用により，母集団のもつ特性を推論することができる．これを**統計的推論** statistical inference といい，統計的推論に関する方法論を対象とした学問分野を，**推測統計学**という．作為的に取り出したデータでは，母集団特性を正しく推論できない．このようなデータの組を標本とは呼ばない．

図 1-1 は母集団と標本の関係を模式的に表したものである．大きな輪は個体（×印で示した）の集合としての母集団を，また，小さな輪は抽出された標本を示している．

対象集団の全個体に関するデータの集合を全数データ，これに対し標本の方を標本データと呼ぶ．1 組の標本に含まれるデータの個数を，**標本サイズ** sample size といい，これを $n$ で表す．大きさ $N$ の母集団から，大きさ $n$ の標本を抽出した場合，$n/N$ を**抽出率**という．

次に，無作為抽出の方法であるが，詳細は標本調査法の成書に譲るとして，基本的な考え方のみを述べることにする．まず，母集団のリストが用意されていなければならない．そこには各個体が何らかの順に従って並べられ，個体番号が付されている．この中から無作為に個体を抽出するには，一様乱数（以下，乱数と略記する．45 ページ参照）を次々と与え，その番号をもつ個体を，あらかじめ定めた標本の大きさになるまで選べばよい（巻末「乱数表」の項を参照のこと）．この方法を単純無作為抽出と呼ぶ．

ところで，現実の標本抽出においては，より簡便な方法として，**系統抽出**

systematic sampling が用いられることが多い．これは最初の番号だけ無作為に選び，以下は一定間隔に，たとえば，抽出率10％の場合は10番目ごとに，抽出するものである．この方法は厳密な意味で無作為とはいえないが，通常，抽出された標本に一定の偏りが生ずるとは考えにくい．その上，多くの利点をもつことが経験的に知られている．

## 2 試行データ

　一定の条件下で行われる実験データのように，試行の繰り返しにより入手されたデータを試行データと呼ぶ．実験を繰り返し行うのは，得られた結果から変動の大きさを調べ，変動の原因を追求してその影響をできる限り排除し，真の値を正確に推測するためである．実験の回数を増せば，それだけ正確な値が得られると予想されるが，それには個々の実験結果が他の結果に，互いに影響を及ぼさない（これを「互いに独立」という）ことが前提になる．
　いま，サイコロを投げてその目を読む．という簡単な実験を考えよう．第1回に1の目が出たとする．しかし，このことは第2回の試行に何ら影響を及ぼさない．すなわち，各試行は互いに独立なのである．次に，仮想的な母集団の1つの考え方を述べよう．仮に試行により得られる結果を集めて1つの集合を作ることを想定する．試行は限りなく繰り返すことができるゆえ，この集合には無限の要素（試行の結果）が含まれるものと考える．サイコロ

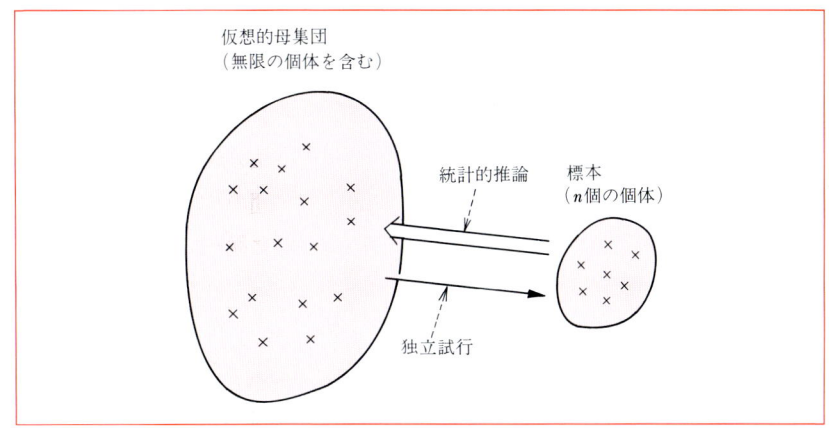

図 1-2　母集団と標本の関係（試行データの場合）

の例でいえば，1の目から6の目までの結果が無限に入っている袋を想像すればよい．そして，実際に$n$回の試行を行うことは，この集合から大きさ$n$の標本を抽出すること，と思えばよい．この場合は前述の母集団に対応する．図1-2は，試行データに関する母集団と標本との関係を示した模式図であるが，図1-1の集団データのそれと基本的に何ら変わるところはない．それゆえ，標本に基づく統計的推論においては，両者をほとんど区別することなしに行うことができる．ただ，試行データの母集団は，仮想的な**無限母集団**であるのに対し，集団データの母集団は，実在する**有限母集団**である点が異なる．統計的推論に際しては数学的モデルを考えるが，有限母集団より無限母集団の方が一般にモデルは簡単になる．したがって，基本理論は無限母集団について作られ，有限母集団については必要に応じ，何らかの修正をほどこすことになる．試行データの場合，全数データというものは，意味を持たないことに注意しよう．

# 3　さまざまな誤差

## 1 統計の誤差

調査などにより収集されたデータは，調査目的に沿って集計され，表にまとめられる．これを統計と呼ぶ．国勢調査や人口動態統計は代表的な統計である．

ところで，統計には誤差がつきもの，といわれている．ここでいう誤差とは，真値と観察された統計値との差である．当然のことだが真値はつねに不明である．したがって，得られた統計値にいかほどの誤差があるか，正確にはわからない．ただし，誤差の大きさについておおよその見当をつけたり，誤差の生ずる原因を調べることはできる．また，統計的方法を改善し誤差を小さくすることも工夫される．

## 2 標本誤差と非標本誤差

標本データは母集団から抽出した一部のデータからなるゆえ，母集団の情報を完全に正確には伝えることはできない．また，仮に標本を繰り返し抽出

したとすると，そのつど，標本に含まれる個々の値は異なるであろう．これを**標本抽出変動**と呼ぶ．言い換えれば，標本データには標本抽出変動に基づく誤差が含まれることになる．これを**標本誤差** sampling error と呼ぶ．標本抽出が無作為になされる限り，標本誤差の大きさは確率論を用いて推定することができる．標本誤差の大きさは主に標本の大きさ $n$ に依存する．$n$ が大きくなるにつれて，この誤差は縮小し，$n$ が母集団の大きさ $N$ に一致したとき消滅する性質のものである．標本誤差の推定は，推計統計学における主要な問題の1つである．

統計値には標本抽出変動以外にもさまざまな要因に基づく誤差が含まれる．ごく単純なものとして，転記ミス，集計ミスなど挙げられるが，ここで重要なものは，データ収集時における誤差である．これには調査の漏れ，調査の重複，観測値の欠落などデータ回収に関するものと，誤りの回答，虚偽の回答など，調査の内容に関するものとがある．標本誤差以外の誤差をまとめて**非標本誤差** non-sampling error と呼ぶ．

統計値に含まれる誤差の多寡については，**正確性** accuracy という用語が用いられる．この場合の誤差は，標本誤差と非標本誤差を合わせたものである．特に，標本誤差のみをいう場合は，**精度** precision という用語が用いられる．精度は前述したように，確率論を用いて評価することが可能であるが，正確性を評価することははるかに困難な問題である．

標本調査による結果は標本誤差を伴うが，全数調査には当然のことながら標本誤差はない．一方，非標本誤差は両者に含まれる．しかし，このことから全数調査による結果の方が正確であるとは断定できない．そこに含まれる非標本誤差の大きさいかんによるからである．通常，非標本誤差は，標本調査より全数調査の場合に多く生ずるものと思われる．調査の規模が大きくなれば，調査漏れなどデータ収集時における非標本誤差は大きくなる．また，回答の内容に関しても，標本調査の方が全数調査より心理的に受け入れやすいことから，一般に正確性が高いことが，経験的に知られている．さらに，データ量も少ないので，内容のチェック（審査という）も，より厳密に行える．

## 3 偏り

測定値を得る場合，数回測定を試みて平均することがある．これは測定値

が真値を中心に変動することを想定し，平均を求めることにより測定誤差の相殺をねらった解析法である．測定値は機器や測定者の癖などにより，しばしば偏った値を示すことがある．このような方向性をもった誤差を，**系統誤差**，もしくは，**偏り bias** と呼ぶ．これに対し，上述の真値の周りを変動する誤差を，**偶然誤差**と呼ぶ．偶然誤差と異なり，系統誤差を取り除くのは容易ではない．実験データに生ずるさまざまな系統誤差を制御するため，実験計画法と呼ばれる方法論が統計学の1分野をなすのも，そのためである．

調査データにおける偏りの問題は，さらにやっかいなものである．1例として，郵送法による調査を考えてみよう．郵送法は，被調査者に質問票を郵送し，回答を返送してもらうもので，調査法の中でも最も手軽に実施できる方法といえるが，回収率の低いのが難点である．それでも，対象者からまんべんなく回収できるのであれば問題は少ないが，多くの場合，回答を寄せてくる者は，調査内容に強い関心を持つものに偏る傾向がある．このような場合，集計結果が対象集団の特性から大きく偏る可能性も起こりうる．

集団健診や保健センターの母親教室などの場を利用して，調査を行うことがある．この場合，調査票の回収率は100％に近いのが普通である．しかし，参加者そのものがすでに一定の偏りを持っていると考えられる．すなわち，健診や母親教室に参加できる条件を備えており，健康問題に強い関心を有するものがより多く参加しているであろう．

調査内容が回答に偏りを与えることもある．国や公共団体が行う調査において所得に関する質問があるとき，多くの人は正しい所得より低目に答える，といわれる．しかし，調査機関が民間であれば，中には見栄を張って高目に答える人もいるかもしれない．

以上述べた偏りを，解析の段階で取り除くことはできない．データに偏りが含まれているかどうか，直接調べる方法はない．したがって，偏りを含まないデータについては偏りのない結果を，偏りを含むデータについては偏りのある結果を得る方法でなければ，正しい解析法とはいえないだろう．データをいかに集積させようとも，偏りは減少しない．むしろ偶然誤差が減少するため，偏りが一層判然と現れてくるであろう．偏りの方向や大きさを理論的に追求するのはまず不可能であり，積み重ねた経験に基づいて判断するほかはない．

非標本誤差のうちの調査漏れや偽りの回答には偏りの原因になるものが多い．標本調査に比べ全数調査の方が非標本誤差の大きくなる可能性についてはすでに述べたが，それが偏りを与えるとなれば影響はさらに重大であるといわなければならない．

重ねていうが，偏りを理論的に扱うことは難しい．それゆえ，本書においてもこれ以上この問題には触れない．調査における偏りについては，統計調査法，社会調査法，疫学などの成書を参照されるとよい．

# 4　データの種類

## 1 質的データ

データというと，数量で表されたもの，と思いがちだが，質的なデータもある．質問票調査などで得られるデータの大半はむしろ質的データに属する．たとえば，性別，「はい」または「いいえ」で回答する質問（2肢選択という）のデータは，2種類の結果しかない．いまかりに，2つの箱を想定して一方に「はい」，他方に「いいえ」の回答を分けて入れるとしよう．この仮想的な箱を，分類カテゴリー（以下，単にカテゴリーと略す）と呼び，カテゴリーに分類されるデータを，**質的データ** categorical data という．

選択肢が3つ以上のもの，すなわち，多肢選択の質問については，3個以上の仮想的箱を想定すればよい．ところで3カテゴリー以上の場合には，カテゴリーの配列に意味があるか，すなわち，カテゴリーは順序を持つか否か，が問題になる．たとえば，カルテに記入されている疾病名は，「順序のないカテゴリー」であるが，病気の経過に関する記載で，「改善」，「不変」，「悪化」などは，「順序をもつカテゴリー」である．疾病分類や職業分類など「順序のないカテゴリー」については便宜上，任意の順序をつけて配列することになる．

データの尺度は，それが示す情報の詳しさの水準である．順序のない質的データは，**名義尺度** nominal scale の水準にある，という．これに対し，順序をもつ質的データは，**順序尺度** ordinal scale の水準であり，名義尺度に比べてより詳細な情報をもつものといえる．

データ整理上の便宜から，質的データに番号が付されることが多い．たとえば，「男」は 1，「女」は 2，「はい」は 1，「いいえ」は 2 などである．ところで，これらの数字は数を示すものではなく，たんなる符号（コード）に過ぎない．カテゴリーに符号を与えることを，符号化（コーディング）する，という．符号は数字でなくてもよいが，コンピュータなどで処理する場合の便を考え，数字を使用することが多い．

## 2 数量データ

数で表されたデータを数量データという．数には順序があり，距離がある．また，四則演算などができる．「順序のある質的データ」は順序をもつが距離はもたない．仮想的分類箱を並べた場合でも各箱間の距離には何の意味もない．

数量データのうち，距離をもつが意味のある零点をもたない（任意の零点は別）場合，**間隔尺度** interval scale の水準にある，という．これに対し零点をもつものを，**比尺度** ratio scale の水準にある，という．

調査や実験から得られる数量データの多くは，比尺度をもつものであり，間隔尺度の例はあまり見当たらない．摂氏で表された温度が間隔尺度の例によく挙げられるが，これも絶対温度で表せば比尺度である．温度が粒子の運動の程度を表す尺度であることを考えれば，納得できよう．間隔尺度の重要な例は，後述するように，質的データを数量化した場合に生ずるものである．

数量データは整数値のみをとるか，連続した値をとるかにより，離散データと連続データに分けられる．前者は対象の個数を数えるのみで得られるが，後者は何らかの計測器を用いて測定しなければ得られない．

個々のデータのもつ情報のくわしさを，情報量と呼ばれる量で表す方法が工夫されている．数学的な表現は避けるが，情報量は，確率的に起こりにくいものほど大きな値をとる．つまり，確率的に起こりにくいものほど情報としての価値が高いことになる．「明日雨が降る」という情報より，「明日午後から雨が降る」というものの方が情報量は大きい．このように考えれば，質的データに比し数量データの方が，また，離散データより連続データの方が，一般に大きな情報量をもつことがわかる．

このことは，統計的方法の基本を理解する際にも大切である．いま，調査

データと実験データとを比べてみよう．調査により得られるデータは，通常，質的データが多く，個々のデータのもつ情報量は少ない．それゆえ，意味のある情報を入手するには，観察対象の数を増やす必要がある．一方，実験などにより連続データが得られる場合は，比較的少数個のデータでも意味のある結果が得られることが少なくない．

## 3 数量データの階級分け

　数量データを，その大きさに従っていくつかの群に分けることがある．これを**階級分け** grouping という．この場合，以後の解析において，同じ階級に属した個体には各階級ごとに定められた値，すなわち階級値が付与される．階級値には，通常，階級の中央値があてられる．

　階級分けを行えば，当然，その分だけ情報量を失うことになる．階級分けのねらいは，むしろある程度，情報を捨てることにより，データの取り扱いを簡便にすること，ヒストグラム（18 ページ参照）を描いてデータのもつ集団的特性を表現することにある．その具体的な手順については，度数分布表作成の項（17 ページ）を参照されたい．

　上述した数量データの分類では，得られた各階級値という数量が付されるので，これを数量データのカテゴリー化というのは当たらない．いま，血圧値（最大血圧）について，160（mmHg）以上のものを高血圧，140 以上 160 未満のものを境界血圧，140 未満のものを正常血圧と呼ぶとしよう（WHO による血圧値の基準は，最小血圧の値も合わせて取り入れており，上の分類とは異なるものであることに注意，2-2 質的データの記述的解析 25 ページ参照）．この場合，各階級に階級値は付与されない．高血圧者は 160 から 300 以上のものまで，広い範囲にわたって 1 群にまとめられることになる．それは，血圧値は 160 であろうと 300 であろうと，高血圧者として同じに対応する方が，より実際的である，という立場に立つものである．脳卒中の発作と血圧値の関係を考えてみよう．血圧値が 240 のものは，160 のものに比べて発生率が 1.5 倍も高い，といえるであろうか．このような場合，数量データをカテゴリー化して扱う方が，かえって適切な処理といえるかもしれない．

## 4 質的データの数量化

　得られたデータに何らかの解析的操作を施した場合，データのもつ情報は，減ることはあっても増えることはない．このことはデータ解析の意味を理解する上で，特に大切である．データ解析とは，不要な情報を切り捨てることにより，潜在している有用な情報を表面化させる，一連の過程ともいえる．

　数量データをカテゴリー化することは容易にできたが，質的データに解析的操作を加えて，より情報量の多い数量データに変えることは，一体，可能であろうか．原理的には，不可能である．それゆえ，ここでいう「数量化」という用語を額面どおりに受け取ってはならない．

　質的データの数量化には2つのケースが考えられる．第1は，表現上の便宜のため，カテゴリーに任意な得点（スコア）を付与する場合である．いま，性別を表す2カテゴリーデータを考えよう．データが男であれば，1，女であれば，0，という得点を与えたとする．これは，得点すなわち数量であって，単なる符号ではない．したがって，四則演算を行うことができる．次の式は，$n$個の観測値の算術平均を与えるものである．

$$(x_1+x_2+\cdots+x_n)/n$$

ここで，$x_i$は$i$番目の個体の値を表す．

　いま，$x_i$に性別の得点を入れると，上式は観察値全体に占める男の割合を与える．このように，質的データに得点を与えることにより，平均と同じ算法で割合を算出することができる．この得点はまったく便宜的なものであり，男の得点を0，女の得点を1とすれば，上式は女の割合を与えることになる．

　第2のケースは，潜在的に数量を備えた観察項目であるが，その測定法がない，あるいは，著しく困難なため，質的データとして入手されたものを，数量化するものである．この場合，3つ以上のカテゴリーに分類されるならば，当然，順序をもつ質的データになる．逆にいえば，この意味の数量化は，順序のある質的データになされるものである．

　数量化の手法としては，第2のケースにも任意得点法がよく用いられる．しかし，これには理論的根拠が薄弱で妥当性に問題が残る．系列範疇法は，潜在的数量が正規分布に従うことを仮定した方法である．また，林数量化法

は，何らかの基準を定め，その基準について量適化するよう，カテゴリーに数量を与えるものである．

いずれの方法であろうと，質的データから数量化された値は，間隔尺度をもつことになる．それゆえ，零点は任意だが，便宜上，カテゴリー内の平均が0になるように，定められることが多い．

## 5 時間の推移に係わるデータ

データには時間の推移に係わるものがある．死亡率の年次推移，疾病の発生時点，人の寿命の長さなどは，いずれもヘルスサイエンスの分野ではしばしば取り上げられる統計データである．これには3つのケースがある．

① 一定の時点において観察される統計値
② 一定の観察期間において観察される事象の発生件数
③ 観察開始時から特定の事象が発生するまでの期間の長さ

①は時系列データと呼ばれ，さまざまな統計値の年次推移，月別の推移，日内変動のデータなどがこれに当たる．これらの推移のトレンドや周期変動の解析，すなわち，時系列解析は経済統計の分野でとくに重要な問題であるが，この本ではあまり立ち入らないことにする．②は死亡や罹患の発生件数

表1-1 データの種類

```
A．観察対象の性格による分類
    ┌集団データ
    └試行データ
B．標本抽出の有無による分類
    ┌全数データ
    └標本データ（試行データはつねに標本データ）
C．データのもつ尺度による分類
    ┌質的データ┬順序のないもの…名義尺度
    │         └順序があるもの…順序尺度
    └数量データ┬離散データ┬零点がないもの…間隔尺度
              └連続データ└零点があるもの…比尺度
D．その他の種類
    時間の推移に係わるデータ
    多変量データ
```

に関するもので，これについては8章「疾病頻度」において取り上げる．③は寿命データ，あるいは，生存データとも呼ばれるもので，9章「生命表」において扱う．

　以上述べてきたさまざまな種類のデータについて，**表1-1**にまとめた．表にある多変量データとは，2つ以上の観察項目に関するデータについて，項目間の関連性の情報を利用するため，1つの組として扱う場合をさす．6章の分割表，7章の相関などは，多変量データに関する解析法の例である．

　2章以下で述べるデータ解析で，最も大切なことは，解析のねらい，あるいは目的を明確にすることと，扱うデータの性格，すなわちデータ収集の方法，予想される変動因，誤差の種類，データの尺度，などを正しく把握することである．ここを押さえておけば，解析手法の適用および結果の解釈に関し，大きな誤りを犯すことはあまりなかろうと思われる．

# 記述的解析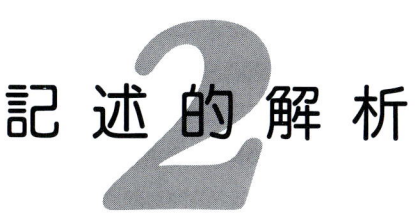

　ここで解析する方法は，全数データを解析する（集計する）ためのものである．収集したデータ（統計データ）を単純に並べただけでは不要な情報が多すぎて全体をとらえにくい．個々の個体が持つ情報（だれがどうであるという情報）は捨てて，全体としてどんな様子になっているかという情報だけを取り出して示す．情報を濃縮してわかりやすくする．こうすることによって統計的な法則性が明らかになる．

　ここで明らかになる，あるいは明らかにしようとしていることは，調査した集団，調査対象とした集団についての事柄であって，ほかの集団あるいは対象集団を含むもっと大きな集団についての事柄ではない．

　この方法を特に**記述統計学** descriptive statistics と呼ぶことがある．

　表 2-1 はある日の集団健診受診者の成績である．このデータから，受診者はどのような特性を持った人の集まりであったのか，受診者群の血圧はおよそどの程度であったのかを示すにはどうしたらよいだろうか．

## 1　数量データの記述的解析

### 1　度数分布による表現

　表 2-1 に示された受診者の年齢を，**度数分布表**として整理して表現したのが，**表 2-2** である．年齢を適当な階級に分け，それぞれに当てはまる者の数を数えて表にまとめたものである．このとき，個々の階級に当てはまる者の数を**度数**という．

## 表 2-1 集団健診・検査成績データ（受診者数=124）

| 受診番号 | 性 | 年齢 | 収縮期血圧 | 拡張期血圧 | 受診番号 | 性 | 年齢 | 収縮期血圧 | 拡張期血圧 |
|---|---|---|---|---|---|---|---|---|---|
| 1 | 男 | 59 | 166 | 84 | 63 | 女 | 52 | 106 | 80 |
| 2 | 女 | 56 | 146 | 72 | 64 | 男 | 59 | 124 | 74 |
| 3 | 男 | 42 | 196 | 134 | 65 | 男 | 78 | 162 | 64 |
| 4 | 女 | 73 | 224 | 96 | 66 | 女 | 45 | 158 | 98 |
| 5 | 女 | 69 | 188 | 106 | 67 | 男 | 46 | 124 | 92 |
| 6 | 女 | 36 | 152 | 90 | 68 | 女 | 60 | 142 | 90 |
| 7 | 男 | 53 | 136 | 84 | 69 | 女 | 80 | 170 | 108 |
| 8 | 女 | 46 | 134 | 68 | 70 | 女 | 64 | 180 | 106 |
| 9 | 男 | 56 | 148 | 100 | 71 | 男 | 41 | 152 | 94 |
| 10 | 女 | 53 | 172 | 106 | 72 | 男 | 79 | 146 | 82 |
| 11 | 男 | 55 | 172 | 96 | 73 | 女 | 52 | 174 | 94 |
| 12 | 女 | 57 | 152 | 86 | 74 | 女 | 54 | 166 | 96 |
| 13 | 女 | 53 | 148 | 80 | 75 | 男 | 56 | 138 | 90 |
| 14 | 男 | 39 | 128 | 86 | 76 | 男 | 50 | 146 | 104 |
| 15 | 男 | 53 | 142 | 92 | 77 | 男 | 57 | 146 | 90 |
| 16 | 女 | 48 | 164 | 124 | 78 | 男 | 72 | 160 | 86 |
| 17 | 男 | 53 | 158 | 54 | 79 | 女 | 67 | 182 | 82 |
| 18 | 女 | 42 | 138 | 88 | 80 | 男 | 68 | 138 | 94 |
| 19 | 女 | 55 | 136 | 92 | 81 | 男 | 39 | 126 | 90 |
| 20 | 男 | 49 | 120 | 90 | 82 | 女 | 38 | 122 | 86 |
| 21 | 女 | 48 | 138 | 82 | 83 | 男 | 71 | 146 | 82 |
| 22 | 男 | 71 | 158 | 82 | 84 | 男 | 59 | 182 | 110 |
| 23 | 男 | 49 | 164 | 102 | 85 | 男 | 74 | 170 | 100 |
| 24 | 女 | 62 | 152 | 76 | 86 | 男 | 73 | 146 | 86 |
| 25 | 男 | 57 | 142 | 84 | 87 | 男 | 66 | 228 | 146 |
| 26 | 男 | 48 | 124 | 74 | 88 | 男 | 60 | 170 | 90 |
| 27 | 女 | 55 | 136 | 72 | 89 | 男 | 44 | 146 | 100 |
| 28 | 女 | 38 | 128 | 84 | 90 | 男 | 67 | 144 | 64 |
| 29 | 男 | 53 | 170 | 88 | 91 | 女 | 50 | 150 | 98 |
| 30 | 女 | 40 | 136 | 70 | 92 | 女 | 52 | 184 | 122 |
| 31 | 男 | 54 | 184 | 114 | 93 | 女 | 51 | 128 | 84 |
| 32 | 女 | 60 | 156 | 78 | 94 | 女 | 80 | 182 | 76 |
| 33 | 女 | 54 | 170 | 108 | 95 | 女 | 51 | 136 | 76 |
| 34 | 男 | 59 | 146 | 90 | 96 | 女 | 63 | 234 | 94 |
| 35 | 女 | 54 | 208 | 120 | 97 | 男 | 75 | 134 | 76 |
| 36 | 女 | 63 | 154 | 76 | 98 | 女 | 70 | 142 | 78 |
| 37 | 女 | 44 | 132 | 88 | 99 | 女 | 68 | 124 | 84 |
| 38 | 男 | 43 | 126 | 76 | 100 | 女 | 67 | 172 | 74 |
| 39 | 男 | 53 | 120 | 90 | 101 | 男 | 57 | 110 | 84 |
| 40 | 女 | 42 | 130 | 90 | 102 | 女 | 46 | 126 | 86 |
| 41 | 男 | 54 | 120 | 80 | 103 | 男 | 50 | 164 | 106 |
| 42 | 女 | 51 | 172 | 92 | 104 | 女 | 45 | 144 | 90 |
| 43 | 女 | 41 | 138 | 92 | 105 | 男 | 73 | 200 | 96 |
| 44 | 男 | 37 | 128 | 68 | 106 | 女 | 62 | 164 | 90 |
| 45 | 女 | 56 | 148 | 96 | 107 | 女 | 54 | 188 | 108 |
| 46 | 女 | 56 | 188 | 104 | 108 | 男 | 66 | 202 | 110 |
| 47 | 女 | 58 | 142 | 88 | 109 | 男 | 65 | 110 | 64 |
| 48 | 女 | 51 | 176 | 104 | 110 | 男 | 74 | 170 | 96 |
| 49 | 男 | 44 | 134 | 92 | 111 | 女 | 75 | 162 | 88 |
| 50 | 男 | 75 | 116 | 62 | 112 | 女 | 43 | 154 | 102 |
| 51 | 女 | 71 | 182 | 98 | 113 | 女 | 67 | 138 | 72 |
| 52 | 女 | 58 | 136 | 88 | 114 | 女 | 45 | 120 | 72 |
| 53 | 男 | 67 | 184 | 84 | 115 | 男 | 50 | 148 | 74 |
| 54 | 女 | 71 | 164 | 86 | 116 | 男 | 71 | 170 | 86 |
| 55 | 男 | 72 | 146 | 90 | 117 | 女 | 52 | 152 | 88 |
| 56 | 男 | 56 | 128 | 74 | 118 | 女 | 41 | 134 | 84 |
| 57 | 女 | 55 | 152 | 88 | 119 | 男 | 55 | 142 | 108 |
| 58 | 女 | 69 | 174 | 88 | 120 | 女 | 51 | 150 | 92 |
| 59 | 男 | 79 | 124 | 70 | 121 | 女 | 49 | 144 | 90 |
| 60 | 女 | 53 | 118 | 78 | 122 | 女 | 67 | 216 | 130 |
| 61 | 女 | 82 | 142 | 60 | 123 | 女 | 63 | 180 | 98 |
| 62 | 女 | 78 | 124 | 78 | 124 | 男 | 39 | 122 | 82 |

表 2-2　度数分布表―集団健診受診者の年齢

| 年齢（歳） | 受診者数（相対度数） | 累積度数（累積相対度数） |
|---|---|---|
|  | (%) | (%) |
| 35～39 | 7 ( 5.6) | 7 ( 5.6) |
| 40～44 | 12 ( 9.7) | 19 (15.3) |
| 45～49 | 12 ( 9.7) | 31 (25.0) |
| 50～54 | 27 (21.8) | 58 (46.8) |
| 55～59 | 21 (16.9) | 79 (63.7) |
| 60～64 | 9 ( 7.3) | 88 (71.0) |
| 65～69 | 13 (10.5) | 101 (81.5) |
| 70～74 | 13 (10.5) | 114 (91.9) |
| 75～79 | 7 ( 5.6) | 121 (97.6) |
| 80～ | 3 ( 2.4) | 124 (100) |
| 合　計 | 124 (100) |  |

　全体の中でのそれぞれの人数の占める割合（相対度数）や，**累積度数**とその割合（**累積相対度数**）をつけ加えると一層わかりやすい．

　度数分布表を作るとき，最も大切なのが階級の幅である．幅が狭すぎれば整理という目的に反し，広すぎてもまた，失われる情報が多過ぎて全体をつかむことができなくなる．

　度数分布表ができたら，これに基づいて度数分布図を作ると，分布のようすが一層わかりやすくなる．図 2-1 は**ヒストグラム**（柱状図）と呼ばれるもので，柱の面積が度数（あるいは相対度数）を示している．柱どうしが互いに接しているので，任意の区間に入る者の割合を図から推し量ることができる．

　柱の頂点どうしを直線で結んだのが，図 2-2 の**度数折れ線**である．データの量が多く，階級の幅を小さくすれば度数折れ線はなめらかな曲線に近づく．その極限を**度数曲線**という．度数折れ線や度数曲線は1つの図の中に複数の線が描けるので，いくつかの分布の状況を比較するのに便利である．図 2-3 はその例で，男と女の年齢分布を比較したものである．この場合，縦軸を度数でなく全体の中の相対度数（％）で示す必要がある．

　累積度数に基づいて，図 2-4 のように累積度数分布図（累積度数折れ線）を描くこともできる．これはある値未満あるいは以上の者の人数，割合がわかりやすく，これによって任意の区間内の人数，割合を求めることもできる．

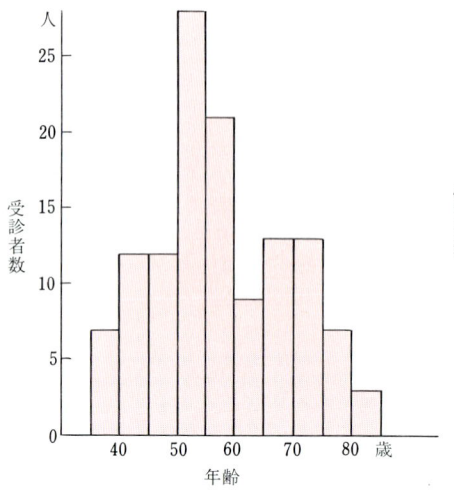

図 2-1　度数分布図（ヒストグラム）
　　　　集団健診受診者の年齢分布

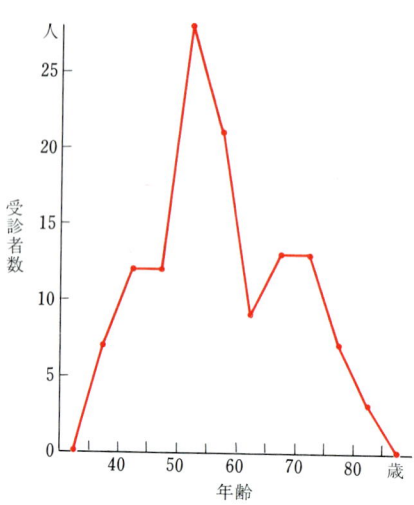

図 2-2　度数分布図（度数折れ線）
　　　　集団健診受診者の年齢分布

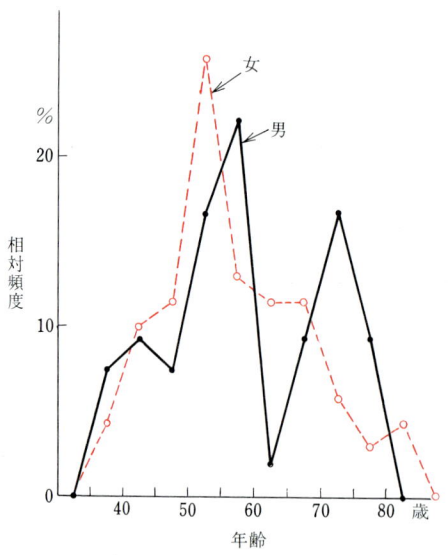

図 2-3　度数分布図（度数折れ線）
　　　　集団健診受診者の性別年齢分布

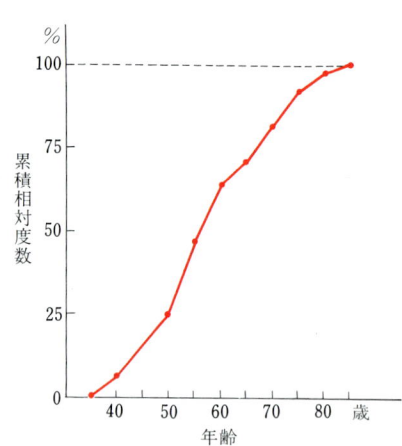

図 2-4　累積度数分布図（累積度数折れ線）
　　　　集団健診受診者の年齢累積度数分布

後で述べる中央値やパーセンタイル値を求めることもできる．

　ヒストグラム，度数折れ線の形を観察する場合に，次の2点を特に注意するとよい．

　①峰の数　　峰，すなわち度数のピーク，山が2つ以上ある場合，性格の異なった複数の集団が混在していることを疑うことができる．複数の集団が混在していること自体重要なことであり，また見つけることができたら，これらを分けて改めて別のヒストグラムを描くとより良い情報となる．

　②対称性　　1つの峰を中心とした左右対称の形でない場合，データを対数を取るなどの変換をして描き直すと対称になることがある．左右対称になるような変換をしてから後で述べる平均値などの代表値を求める方がよい場合もある．

　度数分布はデータの絶対的な大きさと全体の広がりぐあいを具体的に示すことのできる有効な方法である．数量データの解析の際はまず第1に度数分布を観察することが大切である．

## 2 特　性　値

**代表値**　　1つの値でデータ全体の中心的な位置を示すものを代表値と呼ぶ．

**算術平均** (arithmetic) mean　　算術平均は最もよく用いられる代表値であり，これを単に平均と呼ぶことが多い．

　表2-1の健診受診者の年齢の算術平均は

$$\frac{59+56+42+\cdots\cdots+39}{124}=57.2$$

である．

　一般的に，$n$ 個の観測値 $x_1$, $x_2$, $\cdots$, $x_n$ があるとき，

$$\frac{x_1+x_2+\cdots+x_n}{n}$$

を $x$ の平均と呼び，$\bar{x}$ で表す．

　$x_1$, $x_2$, $\cdots\cdots$, $x_n$ の総和は次のように記号 $\Sigma$ を用いて表すのが便利である．

$$x_1 + x_2 + \cdots\cdots + x_n = \sum_{i=1}^{n} x_i$$

これを使えば平均は

$$\bar{x} = \frac{1}{n} \sum_{i=1}^{n} x_i$$

と表現される．

**中央値** median　　中央値はデータを大きさの順に並べたときの中央の順位にくる値である．標本サイズが偶数で中央の順位が決まらない場合は両わきの2つの値の平均とする．中央値はこれよりも小のものと大のものとが同数あるような値である．図2-4において縦軸の50％の点から水平に延ばした線と累積度数の折れ線との交点の年齢，およそ55歳は中央値を示している．

　同様にして全体を1/4に区切る3つの値を四分位数といい，小さい方から順に第1，第2，第3四分位数と呼ぶ．さらに任意の割合（パーセント）に区切る値も求められるのでこれを**パーセンタイル値** percentile と呼ぶ．これらはいずれも図2-4，図3-15，図3-17のような累積度数分布図から求めることができる．第1四分位数は25パーセンタイル値であり，第2四分位数は50パーセンタイル値，中央値である．中央値は代表値であるがその他の四分位数やパーセンタイル値はデータの中心的位置を示すものではないので代表値とは呼ばない．

　図3-16は表2-1の集団健診受診者の収縮期血圧についてのヒストグラムであるが，血圧の高い方に長い尾を引いた形の分布であるため，平均値が中央値よりも高い値となっている．平均値はヒストグラムの重心の位置を示し，中央値はヒストグラムの面積を半分に分ける点を示しているということができる．したがって一部極端に大きい，あるいは小さい値のものが含まれると平均値はそちらの側に大きく働くことになる．分布の形が左右対称の山形でない場合，あるいは極端な値のものがある場合には平均値を代表値とするよりも中央値を用いる方が適切といえる．

　**最頻値** mode　　観測値の中で現れる頻度が最も高い値を最頻値と呼ぶ．度数分布では，度数が最大である階級の値である．左右対称の山形の分布の場合は中央値，平均値と一致する．最頻値は計算せずに求められる利点があ

ったが，計算機器の発達した今日，その意義はうすくなった．

**幾何平均** geometric mean　$n$ 個の観測値 $x_1, x_2, \cdots, x_n$ があるとき，

$$幾何平均 = \sqrt[n]{x_1 \times x_2 \times \cdots \times x_n}$$

である．$n$ 乗根を求めるのは対数計算の機能を持った計算機が手元にあれば難しくはない．

幾何平均の対数，log(幾何平均) は

$$\frac{1}{n}(\log x_1 + \log x_2 + \cdots + \log x_n)$$

となり，

$$\frac{1}{n}\sum_{i=1}^{n} \log x_i$$

と表現される．すなわち観測値の対数の算術平均は観測値の幾何平均の対数になる．対数をとったときに左右対称の山形の分布をするようなデータには代表値としてしばしば幾何平均が採用される．

<u>散布度</u>　データの散らばりの度合を散布度と呼び，その指標がいくつか考えられている．なかでも最も重要なのは標準偏差である．

**標準偏差** standard deviation　個々のデータ $x_1, x_2, \cdots, x_n$ と平均 $\bar{x}$ との差 $x_1 - \bar{x}, x_2 - \bar{x}, \cdots, x_n - \bar{x}$ をそれぞれのデータの平均からの偏差あるいは単に偏差という．偏差をもってデータの散布度を表そうという考えは自然であろう．偏差には正負があり，そのまま平均すると常に0になる．偏差の絶対値をとりこれを平均したものを平均偏差という．しかし，今日，平均偏差という指標はあまり用いられない．偏差の正負を除くには2乗をとる方法もある．偏差の2乗の和を $n$ で割ったものを**分散** variance という．分散の単位は観測データのもつ単位とは異なり，その2乗になっているため，具体的な意味が不明確である．そのため分散の平方根をとって元の単位に戻した指標が標準偏差である．分散は理論にのみ使われる．

すなわち

$$分散 = \frac{1}{n}\sum_{i=1}^{n}(x_i - \bar{x})^2 \tag{2.1}$$

$$標準偏差 = \sqrt{\frac{1}{n}\sum_{i=1}^{n}(x_i - \bar{x})^2}$$

である．分散を $s^2$ または $V$，標準偏差を $s$ で表す．(2.1)式は

$$s^2 = \frac{1}{n}\sum_{i=1}^{n} x_i^2 - \bar{x}^2$$

と変形できる．分散は観測値の2乗の平均と平均の2乗との差である．観測値が整数の場合，手計算には上式の方が便利であるが，パソコンなどでプログラムを組むときは，(2.1)式によるのがよい（桁落ちによる計算上の誤差が起こりにくい）．

　(2.1)式は偏差の平方和を $n$ で割ったが，$n-1$ で割るという考え方がある．データが $n$ 個のとき，平均からの偏差も $n$ 個できるが，そのうち，$n-1$ 個の偏差の値が決まれば，残りの1つの偏差の値が決まってしまう（偏差の和はつねに0になるので）．したがって，自由に値をとれるのは $n-1$ 個である．本質的には偏差は $n-1$ 個しかないことになるゆえ，$n-1$ で割った値で分散を定義する方が合理的ともいえる（4章2母集団の平均値と分散の点推定 62 ページ参照）．

　分散，標準偏差とも，少数の極端に大きい，または小さい値によって大きくなることは式から容易にわかる．

**表 2-3　集団健診受診者の血圧の代表値と散布度**（受診者数＝124）

| | 平均 | 中央値 | 最頻値* | 標準偏差 | 範囲 | 四分偏差 | 変動係数 |
|---|---|---|---|---|---|---|---|
| 収縮期血圧<br>(mmHg) | 152.6 | 147 | 144.5 | 25.5 | 128 | 17 | 16.7% |
| 拡張期血圧<br>(mmHg) | 89.3 | 88 | 89.5 | 14.9 | 92 | 8 | 16.6% |

　＊　血圧は 10 mmHg 幅の階級に分け，度数の最大の階級を示した．

**範囲 range**　範囲は，データの中の最大値と最小値との差である．計算が簡単で印象的にとらえやすい指標であるが，極端な値が1つあってもそれだけで大きくなってしまう．またデータを増やせば増やすほど大きくなるという特性がある．範囲は少数個のデータについて素早く散布度を算出する必要がある場合に用いられる．

**四分偏差 quartile deviation**　第1四分位数と第3四分位数との差を四分位範囲といい，データの半数がこの"範囲"に入る．四分位範囲の 1/2 を

四分偏差といい，この値は前述の範囲や標準偏差のように，少数の極端な値によって大きく値が変わってしまうことがない．平均と標準偏差が一緒に用いられるのに対し，四分偏差は中央値とともに用いられることが多い．

**変動係数** coefficient of variation　　変動係数 $CV$ は

$$CV = \frac{標準偏差}{平均} = \frac{s}{\bar{x}}$$

である．平均が大きいものは標準偏差も大きくなる傾向にある．たとえばおとなの身長の標準偏差は子どもの身長の標準偏差よりも一般に大である．しかし変動係数をとるとあまり変わらない（**表 2-3** の収縮期血圧と拡張期血圧の変動係数を参照）．変動係数は，平均値に対する，標準偏差の大きさの割合である．

変動係数の大きな特徴は単位がないこと（無名数）である．標準偏差などは異なる観測項目（たとえば身長と体重）の間で変動の大きさを比較することはできないが，変動係数には単位がないので，そのような場合にも用いることができる．

### 3 歪み度 skewness と 尖り度 kurtosis

代表値と散布度では表現できないような分布の特徴を示す指標に歪み度と尖り度がある．

**歪み度**　　歪み度は分布のゆがみの程度を示す指標で，

$$\frac{\frac{1}{n}\sum_{i=1}^{n}(x_i - \bar{x})^3}{s^3}$$

で定義される．分子は平均からの偏差の3乗の平均で，分布が右に長い尾を引くような非対称形のときに正，左に長い尾を引くような非対称形のときに負となり，左右対称のときは0である（**図 2-5** 参照）．分子のみでは，散布の度合も反映してしまうので，$s^3$ で割って，ばらつきの影響をとり除いている．

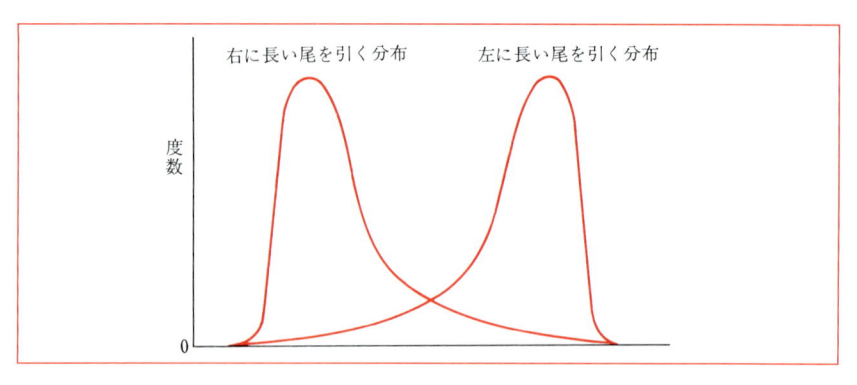

図 2-5　非対称形の分布

**尖り度**　　尖り度は分布のとがりの程度を示す指標で，

$$\frac{\frac{1}{n}\sum_{i=1}^{n}(x_i-\bar{x})^4}{s^4}$$

で定義される．分子が平均からの偏差の 4 乗の平均，分母が $s^4$ である．とがった分布で大となり，とがりの少ない分布で小となる（図 2-6 参照）．

後述する正規分布の場合，尖り度が 3 となるので，これよりもとがっているかどうかを判断することが多い．

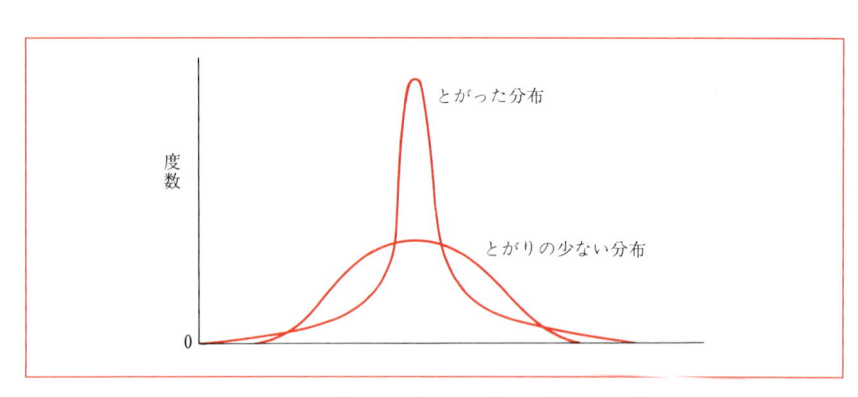

図 2-6　とがった分布ととがりの少ない分布

# 2　質的データの記述的解析

　表 2-1 の集団健診成績の中で，質的データは，性である．ほかに，収縮期血圧，拡張期血圧の両者から，WHO の定めた血圧判定基準に基づいて，高血圧，境界域高血圧，正常の 3 つのカテゴリーに分類すれば，これも質的データとなる．

---
●WHO の血圧判定基準●

　　　　高血圧：収縮期血圧 160 mmHg 以上
　　　　　　　　または
　　　　　　　　拡張期血圧 95 mmHg 以上
　　　　正常血圧：収縮期血圧 140 mmHg 未満
　　　　　　　　かつ
　　　　　　　　拡張期血圧 90 mmHg 未満
　　境界域高血圧：上記のいずれにも入らないもの
1999 年 WHO-ISH のガイドラインとしてより細かな分類が提案されている．高血圧管理の目的のためには，それを参照すること．
(Journal of Hypertension 1999, 17：151-183)

---

**比**　　健診受診者の性を記述するには，性別人数を数えて，男 54 人，女 70 人といえばよいが両者の相対的な値に関心がある場合は，**比** ratio をとって，性比が 54/70＝0.77 であるともいえる．性比は 男/女 で表すのが普通である（これを 100 倍することもある）．血圧判定では，高血圧 52 人，境界域高血圧 39 人，正常血圧 33 人であるが，高血圧者数の正常血圧者数に対する比が 52/33＝1.58 であるともいえる．

**割合または相対度数**　全受診者中の男の割合は 54/124＝0.44 であり，高血圧者の割合は 52/124＝0.42 である．比という用語は一般には 2 つの数の商を指すが，特に分子が分母の一部からなる場合には，**割合** proportion あるいは相対度数と呼ばれる．分子と分母が別のカテゴリーに属するときは，狭い意味で比と呼ばれる．「全受診者中の高血圧者の率は 42 ％である」というように，「割合」をそのまま「率」あるいは「比率」ということもある．

## クロス表

質的データについて2項目間の関係を記述する方法に，**クロス表**がある．階級分けされた数量データについても同様に適用できる．

表2-4は，表2-1のデータについて，性別と血圧判定結果との関係をみた，クロス表である．単純集計と同様，クロス表においても，何らかの形で比をとり，データ数の影響を除いて両項目間の関係を観察することは，きわめて大切である．

クロス表におけるパーセントのとり方には，①横にとる（行の合計欄が100％になるように），②縦にとる（列の合計欄が100％になるように），③総数でとる（総合計が100％になるように）の3つの方式が考えられるが，クロス表の目的が両項目間の関係を調べることにあるのであれば，③のようなパーセントのとり方は無意味である．次に，縦にとるか横にとるかは，解析する側の視点によることになる．両項目間に因果関係を想定している場合には，原因と思われる項目の合計欄が100％になるようにとる．また，ある項目について分類された集団の間で，他の項目の分布を比較する場合にも，各集団の合計欄が100％になるようにとるべきである．

表2-4は血圧判定結果を男女間で比較しているもので，パーセントは横にとられている．

クロス表において，パーセントを縦にとるか，横にとるか，ということは，なかなか判断しがたいケースもあり簡単な問題ではない．そのため，パーセントをとることを避ける者もあるが，これでは解析したことにならない．縦横いずれにパーセントをとるかということは，解析者自身の視点を明らかに

表2-4 クロス表―性別にみた血圧判定結果の分布 （ ）内は％

| | | 血 圧 判 定 結 果 | | |
|---|---|---|---|---|
| | 総 数 | 正 常 | 境界域高血圧 | 高 血 圧 |
| 総数 | 124 (100) | 33 (26.6) | 39 (31.5) | 52 (41.9) |
| 男 | 54 (100) | 14 (25.9) | 19 (35.2) | 21 (38.9) |
| 女 | 70 (100) | 19 (27.1) | 20 (28.6) | 31 (44.3) |

することにほかならない．

# 3　統計図表（グラフ）の作成

　図表は，統計データのもつ情報を視覚に訴えて明瞭に表示するための有効な手段である．データの種類によって，また何を表現，比較したいかという作成する者のねらいによって，適切な図表の形式を選択することが大切である．

**棒図表（棒グラフ）**　棒図表は異なった分類項目（カテゴリー）の間の大きさや差を表現する．図 2-7 の性別分類のように，順序のない質的データで分けるのが普通であるが，図 2-8 の年齢分類のように数量データを階級分けして比較する場合もある．柱どうしの間は離して描くのが良い．柱の高さは，相対頻度，平均値など，種々の量を示す．前述した度数分布を示すヒストグラムと区別して考えなければならない．

　図 2-9 のように，柱の途中を中断して描くと差を強調して示すことができるが，誤った印象を与えるおそれがあるので，はっきりとカットを入れて描かなければいけない．

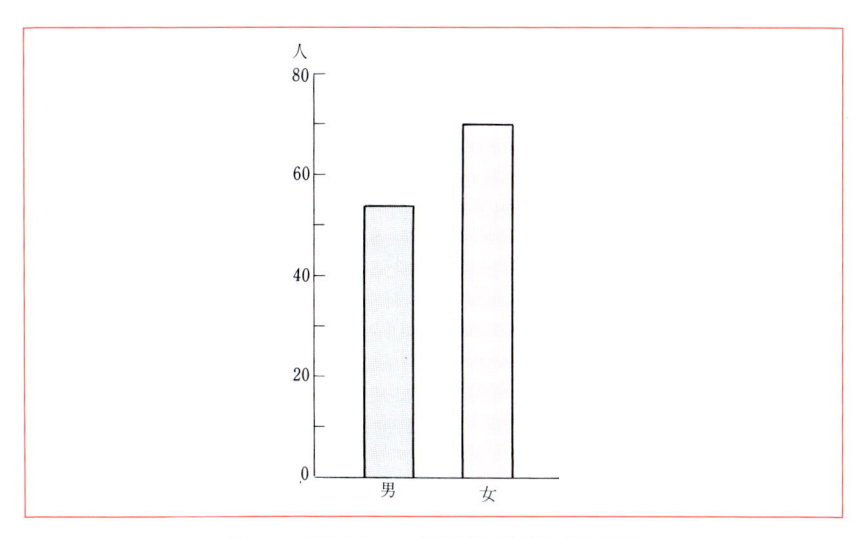

図 2-7　棒図表——性別集団健診受診者数

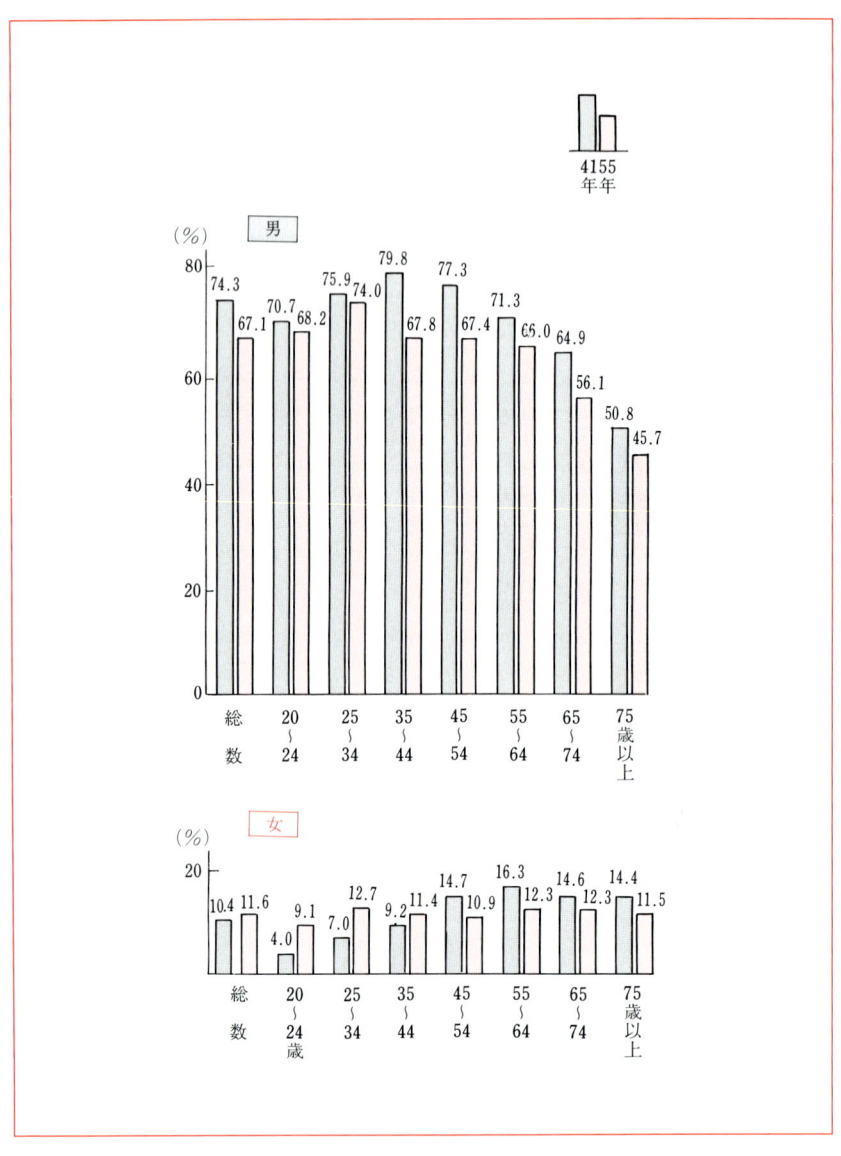

図 2-8　棒図表──男女別喫煙者（現在）率の年次比較（昭 41，55 年）

注）昭和 41 年は厚生省生活総合調査による．
（資料：厚生省　昭和 55 年　保健衛生基礎調査）

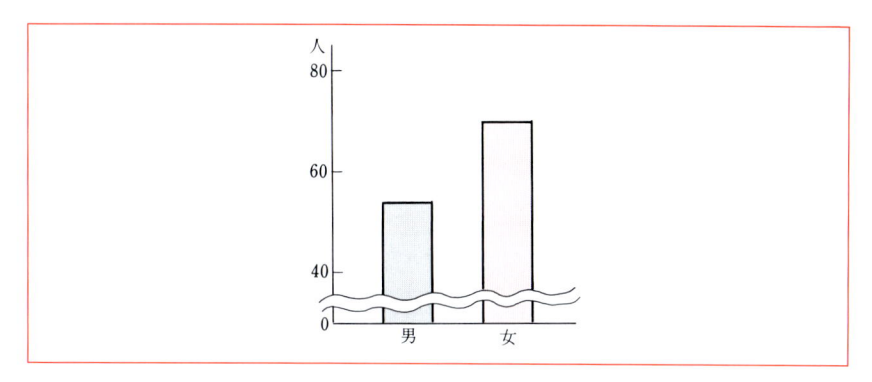

図2-9　中断のある棒図表──性別集団健診受診者

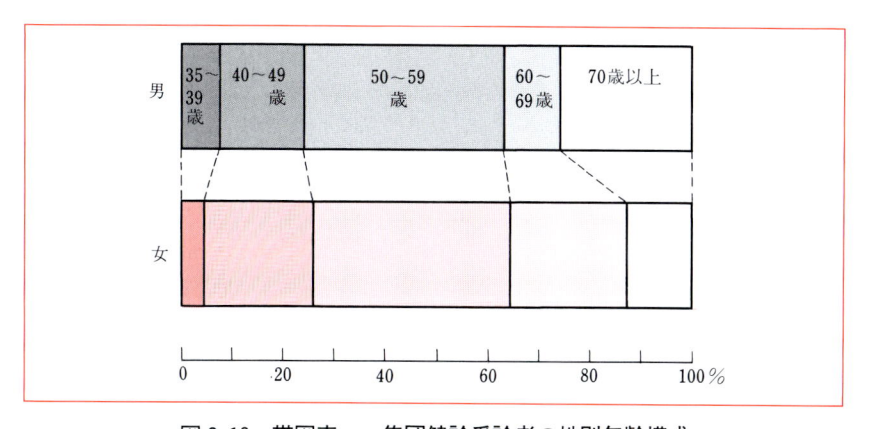

図2-10　帯図表──集団健診受診者の性別年齢構成

**帯　図　表**
**（帯グラフ）**　　帯図表は，異なった分類項目間での別の項目についての構成割合を比較して表現する．図2-10は年齢構成を性別に比較するものである．対応する項目（年齢区分）の間を点線で結ぶとわかりやすい．図2-11のように質的データについて比較する場合でも，順序のあるデータを順に並べて示すとわかりやすい．

**円図表（円グラフ，**
**パイ図表）**　　円図表も，帯図表と同様構成割合を表現するものである．図2-12のように，順序のない質的データの構成割合を示すのに適しているが，構成割合どうしを比較するには，帯図表よりもわかりにくい．

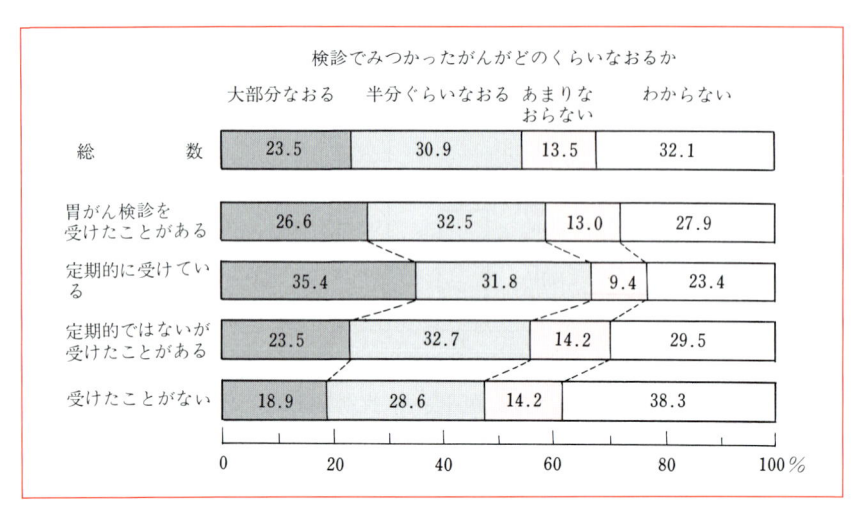

図 2-11　帯図表──受診の有無別にみた胃の検診に対する期待度
（資料：厚生省　昭和60年　保健衛生基礎調査）

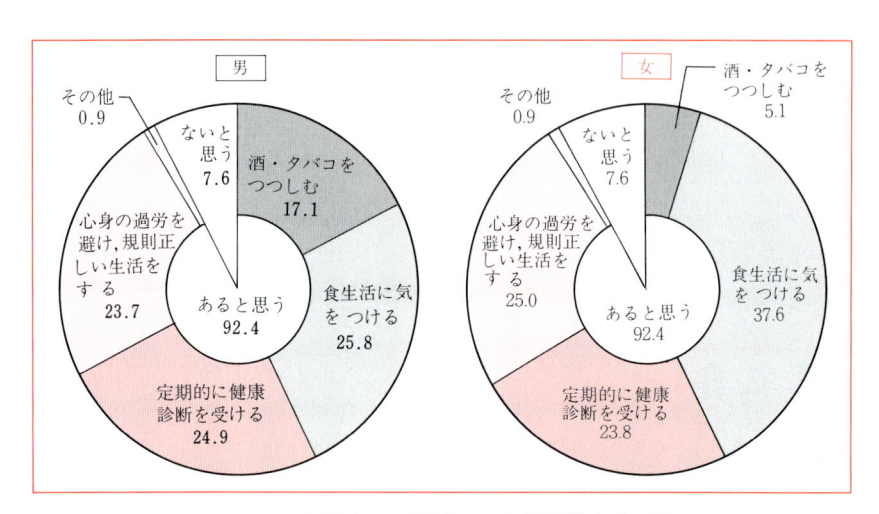

図 2-12　円図表──性別にみた循環器疾患の予防についての考え方および予防方法
（資料：厚生省　昭和57年保健衛生基礎調査）

内訳つき棒図表　　図 2-13 のように棒図表の柱の中に内訳を示して，棒図表と帯図表の両方の目的をもった図表を描くこともできる．

統計図表（グラフ）の作成　31

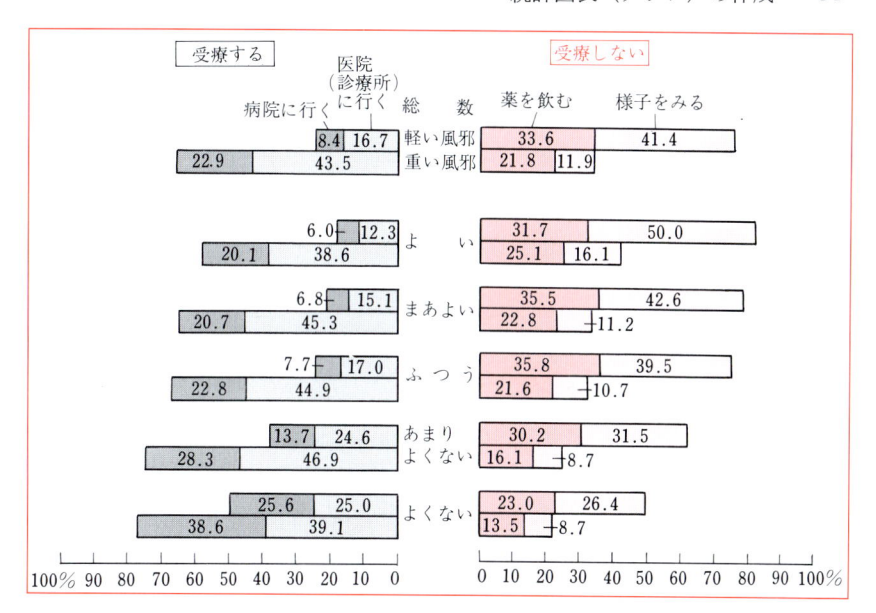

図 2-13　内訳つき棒図表──健康状態別にみた
軽いかぜ・重いかぜのときの受療行動
（資料：厚生省　昭和 59 年　保健衛生基礎調査）

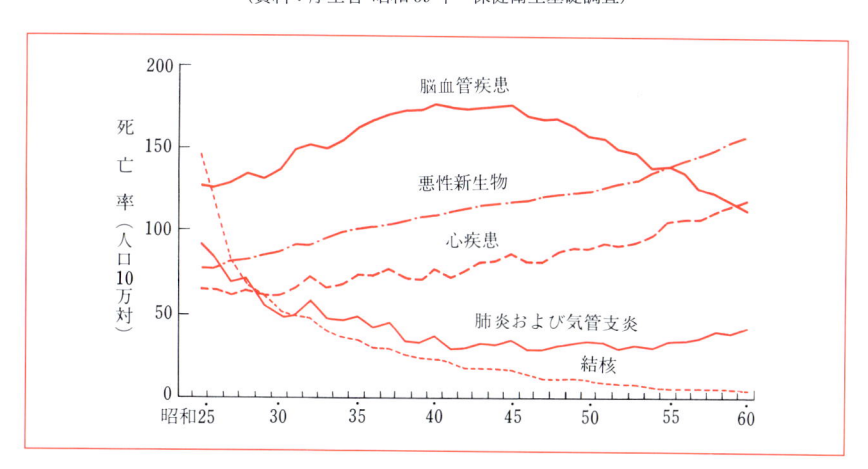

図 2-14　線図表──主要死因別死亡率の年次推移
（資料：厚生省「人口動態統計」）

**線図表（折れ線図表，折れ線グラフ）**

　線図表は，図 2-14, 15 のようにデータの時間的推移や，年齢別の差など，分類区分に順序があ

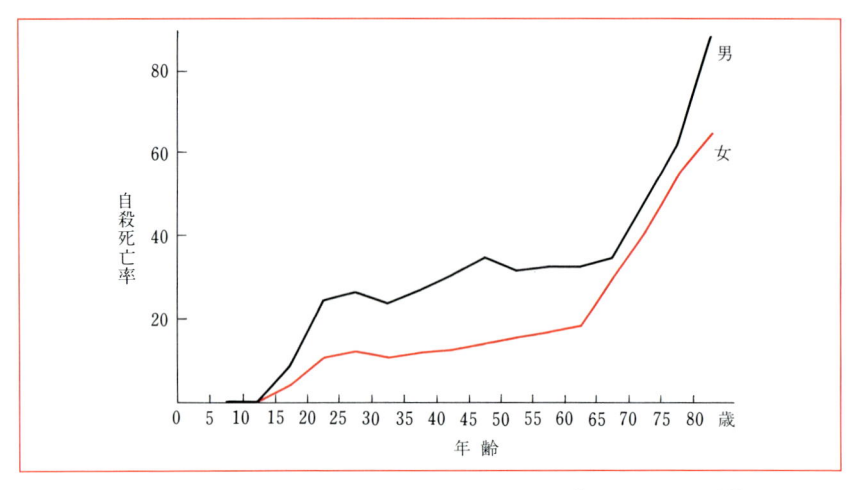

図 2-15　線図表——年齢別自殺死亡率（昭和 55 年，人口 10 万対）
（資料：厚生省「昭和 55 年主要死因別訂正死亡率」）

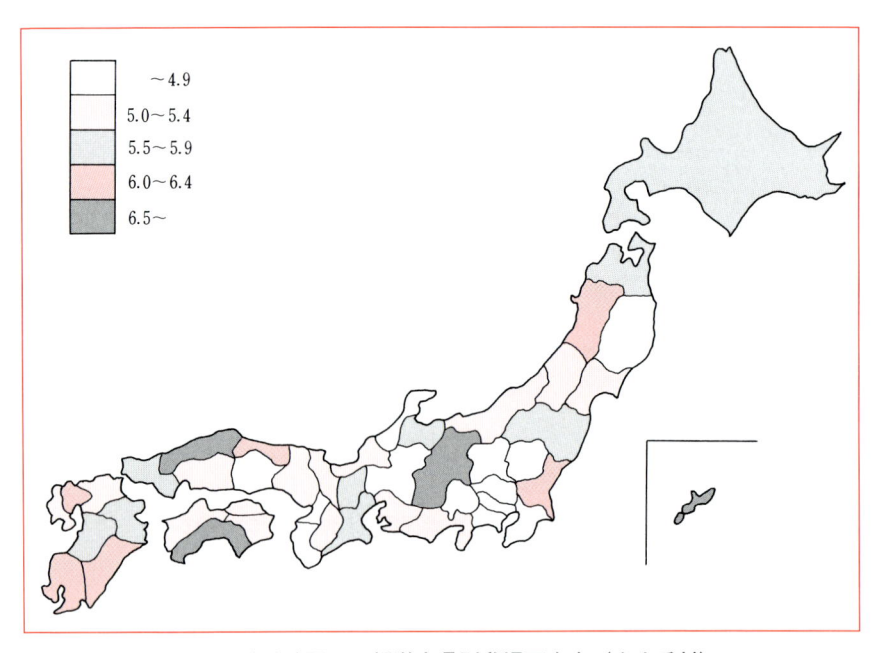

図 2-16　統計地図——都道府県別乳児死亡率（出生千対）
（資料：厚生省「人口動態統計」昭和 61 年（1986））

る場合にこの変化の様子を表現することができる．1枚の図表に多数の図が描けるので，異なった分類項目間での相互比較に便利である．

**統計地図**　　分類項目が府県や，市町村など，地理的に意味のあるものである場合は，地図として表示することができる（図2-16）．これは統計データが地理的な位置（北か南か，海に近いか山の中かなど，あるいは近くにあるものどうしは近い値になっているなど）と関連していることを示すのが目的である．

**幹葉図**　　幹葉図は度数分布表と同じ目的であるが，同じ程度の大きさで，もっとくわしい情報を表現できる図表である．くわしい情報を盛りこんでも，分布を表現するというヒストグラムの目的も十分備えているという特徴がある．図2-17は表2-1の集団健診受診者の年齢を幹葉図にしたものである．まず年齢を階級別に分けて階級を示す値（ここでは10の位）を木の幹のように並べ，各階級に属する変量の細かい値（ここでは1の位）を葉のように付ける．階級別の度数は，ヒストグラムと同様柱の高さで表現され，かつ，必要な場合は36歳の者，82歳の者がそれぞれ1人ずついること，たとえば63歳の者は3人いることなどの細かい情報も読むことができる．データの量が多くなると幹葉図を作るのはむずかしくなる．

```
10の位         1  の  位
    8 │ 0 0 2
    7 │ 5 5 5 8 9 9
    7 │ 0 1 1 1 1 2 2 3 3 3 4 4
    6 │ 5 6 6 7 7 7 7 7 7 8 9 9
    6 │ 0 0 0 2 2 3 3 3 4
    5 │ 5 5 5 5 5 6 6 6 6 6 7 7 7 7 8 9 9 9 9
    5 │ 0 0 0 0 1 1 1 1 1 2 2 2 2 3 3 3 3 3 3 4 4 4 4 4
    4 │ 5 5 5 6 6 6 8 8 9 9 9
    4 │ 0 1 1 1 2 2 2 3 4 4 4
    3 │ 6 7 8 8 9 9 9
```

図 2-17　幹葉図（stem and leaf 図）—集団健診受診者の年齢
（受診者数＝124）

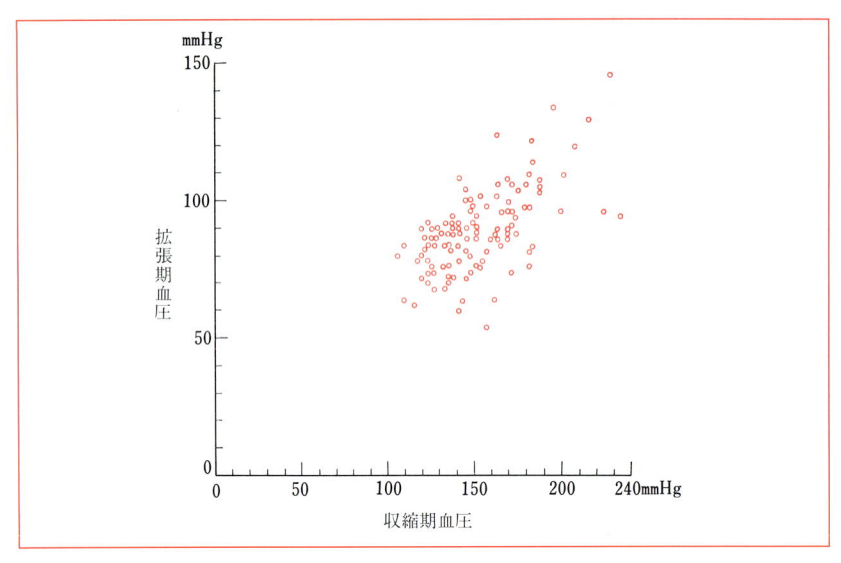

図 2-18　散布図——集団健診受診者の収縮期血圧と拡張期血圧

**散布図**　　散布図は，図 2-18 のように，2 つの数量データを一度に示し，両者の関連を表現するものである．相関係数もあわせて示して，相関の程度を示すこともある．これについては第 7 章で詳しく述べる．

# 3 統計的推論の準備

## 1 確　率

　天気予報で「今日午後3時から9時までの降水確率は20％」といったことを告げているが，確率とは一体なんであろうか．

　1個のさいころを1回振った場合，1，2，3，4，5，6の目のうちどれか1つが出る．この場合，統計学的には「1個のさいころを1回振ること」を**試行**といい，「1の目が出る」，「2の目が出る」，「3の目が出る」…，といった，試行によってもたらされることが期待されるそれぞれの結果を**事象**という．そして，試行の結果としてのそれぞれの事象が起こることの確からしさを**確率** probability という．天気予報の例では，「午後3時から9時までの降水の有無を観察すること」が試行であり，「降水あり」，「降水なし」のそれぞれが事象である．そして，「降水あり」という事象が起こる確からしさが上記の場合20％（0.2）であるということである．

　試行によってもたらされる事象のうち，最小単位の事象を**根元事象**という．たとえばさいころを1回振った場合，「1の目が出る」，「2の目が出る」といった事象は根元事象である．これらの根元事象の集合も事象として観察される．たとえばさいころを1回振ったとき，「奇数の目が出る」という事象は「1の目が出る」，「3の目が出る」，「5の目が出る」という3つの根元事象の集合である．また，ある事象$A$を考える場合，「事象$A$が起こらない」という事象も想定できる．これを**余事象**と呼び，$\bar{A}$で表す．さいころを1回振ったとき，「奇数の目が出る」という事象の余事象は「奇数の目が出な

い」(すなわち,「偶数の目が出る」)である.

　確率は一般に英語の頭文字を取って$P$で表す.試行の結果ある事象が必ず起こる場合は$P$は最大値をとり,この値を1とする.たとえばすべての面に3の目がついたさいころを振った場合,常に3が出るので,3が出る確率は1である.逆に試行の結果まったく生じることのない事象が起こる確率には最小値0を与える.3以外の目が出る確率は0である.すべての確率$P$は

$$0 \leq P \leq 1$$

である.また,1回の試行で起こる各根元事象の確率の総和は1である.なお,事象$A$が起こる確率を$P\{A\}$と表記する.事象$A$の確率$P\{A\}$と余事象$\bar{A}$の起こる確率$P\{A\}$の和も1となる.

　確率に関するいくつかの基本事項がある.まず第1は確率の定義のようなものだが

> **基本事項1.確率の定義**
>
> 　ある試行の結果観察し得る根元事象の数が$n$個あり,それが同じ程度に起こるとき,ある1つの根元事象が起こる確率は$1/n$である.

　正しく作られたさいころであれば各々の目は同じ程度に出ることが期待されるため,1個のさいころを1回振った場合,どの目の出る確率も1/6である.

　同一の試行でいくつかの種類の事象が観察されることもあるが,2つ以上の事象が同時に起こらないことも多い.さいころを1個振った場合,偶数の目と奇数の目は同時には出ることはない.このように同時に2つ以上の事象が起こらないことを**排反** exclusive といい,互いに排反である事象を**排反事象**と呼ぶ.「偶数の目が出る」とう事象と「奇数の目が出る」という事象は互いに排反事象である.また,根元事象はすべて互いに排反である.

　事象をいくつか組み合わせ,改めて事象として観察することもある.$A$,$B$2つの事象のうち,$A$もしくは$B$が起こる事象を$A$と$B$の**和事象**と呼ぶ.この場合には以下の法則が存在する.

## 基本事項２．加法の法則

互いに排反な事象の和事象の確率は，構成する事象の確率の和である．

「$i$ の目が出る」という事象を $A_i$ で表した場合，奇数の目が出る確率は
$$P\{A_1 \text{ or } A_3 \text{ or } A_5\} = P\{A_1\} + P\{A_3\} + P\{A_5\}$$
であるということである．すなわち奇数の目が出る確率は
$$\frac{1}{6} + \frac{1}{6} + \frac{1}{6} = \frac{3}{6}$$
となる．

次にさいころを２度振る場合を考えてみよう．これは２回の試行（これらの試行を $T_1$, $T_2$ とする）を繰り返して行うことである．この場合，１回目に生じた事象は２回目の事象の出現する確率には影響を及ぼさない．つまり，１回目にどの目が出ようとも，２回目にはすべての目が 1/6 の確率で出てくる．これを，「これらの試行は互いに**独立** independent である」と表現する．すなわち試行 $T_1$ と試行 $T_2$ は互いに独立である．

ここで改めて２回さいころを振ることを１つの試行として考えてみる（この試行をTとする）．一般に，$A$，$B$ ２つの事象について，$A$ かつ $B$ が起こる事象として観察したとき，これを $A$ と $B$ の**積事象**と呼ぶ．試行Tにおける「１回目に１の目が出て，２回目に偶数の目が出る」（この積事象をここでは

```
        （1，1）(1，2)（1，3）(1，4)（1，5）(1，6)  ↓２回目の
                                                   目の数
        （2，1）（2，2）（2，3）（2，4）（2，5）（2，6）
        （3，1）（3，2）（3，3）（3，4）（3，5）（3，6）
        （4，1）（4，2）（4，3）（4，4）（4，5）（4，6）
        （5，1）（5，2）（5，3）（5，4）（5，5）（5，6）
        （6，1）（6，2）（6，3）（6，4）（6，5）（6，6）
→
１回目の
目の数
        ただし（１回目の目の数，２回目の目の数）
        下線の３つの事象が $A_{1e}$ に属する．
```

図 3-1 「さいころを２回振る」試行で観察される根元事象のすべて

$A_{1e}$ と表現する）という事象が観察される確率を検討する．試行 T により起こりうる根元事象は，図 3-1 に示すとおり 36 種類あり，それぞれの確率は 1/36 で，互いに排反である．この中で $A_{1e}$ に属する根元事象は図 3-1 の (1, 2), (1, 4), (1, 6) の 3 つであり，

$$P\{A_{1e}\} = \frac{1}{36} + \frac{1}{36} + \frac{1}{36} = \frac{3}{36} = \frac{1}{12}$$

である．

ところで事象 $A_{1e}$ が出現するには，まず試行 $T_1$ で 1 の目が 1/6 の確率で出て（図 3-1 の最上段に相当），その後これとは独立に試行 $T_2$ で偶数の目が 1/2 の確率で出る必要がある．そこで

$$P\{A_{1e}\} = \frac{1}{6} \times \frac{1}{2} = \frac{1}{12}$$

となることが理解できる．これを乗法の法則といい

> **基本事項 3．独立事象の乗法の法則**
> 互いに独立な事象の積事象の確率はそれぞれの事象の確率の積である．

と表現される．

複数の試行は必ずしも独立しているわけではない．5 本のくじの中に 2 本当たりが入っており，これを 2 人で順番に引く場合を考える．最初の人が当たる確率は 2/5 である．次の人に移る前に最初の人が引いたくじを元に戻すかどうかで条件が違ってくる．

くじを戻した場合には，最初の試行から得られた事象がどうであろうとも（最初の人が当たっていても，はずれていても）次の試行に影響はなく，これらの試行は互いに独立であり，2 回目の試行で当たりくじを引く確率も 2/5 である．

これに対してくじを戻さない場合には，最初の人が当たったかはずれたかで，次の人の当たる確率が違ってくる．図 3-2 に示すように，最初の人が当たった場合には次の人が当たる確率は 1/4 であるが，最初の人がはずれた場合には 2/4 である．

ここで事象 A が観察された場合に事象 B の起こる確率を

確　率　39

①　最初の人が引いたあと，くじを元に戻す場合

最初の人　　　　　　　　次の人

当たり 2/5　　　　　　　当たり 2/5
はずれ 3/5　　　　　　　はずれ 3/5

2つの試行は互いに独立である

②　最初の人が引いたあと，くじを元に戻さない場合

最初の人　　　　　　　　次の人

　　　　　　　　　　　　当たり 1/4
当たり 2/5　　　　　　　はずれ 3/4

はずれ 3/5　　　　　　　当たり 2/4
　　　　　　　　　　　　はずれ 2/4

2つの試行は独立ではない

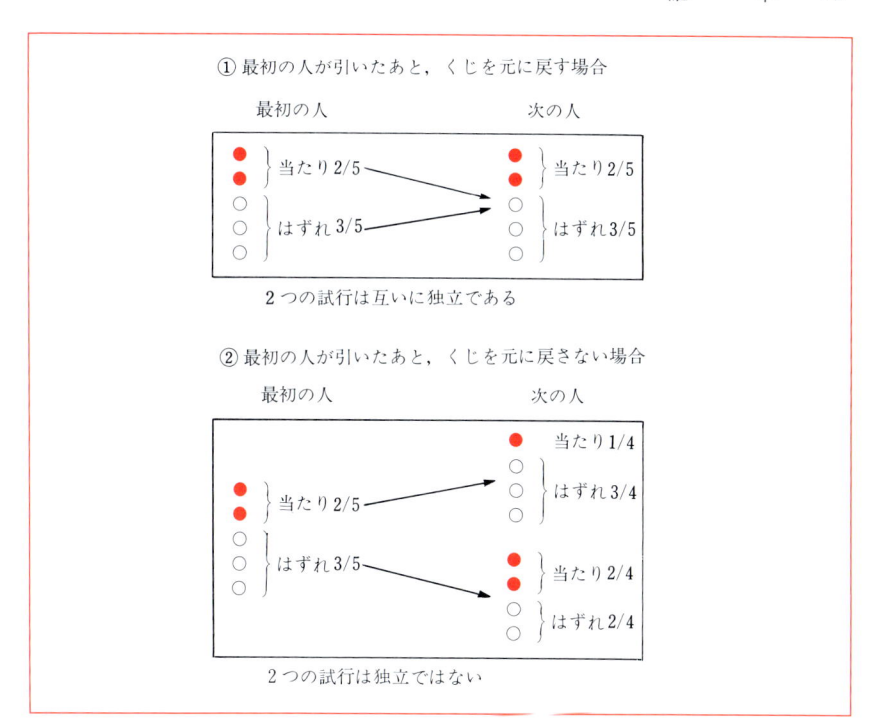

図3-2　5本中2本の当たりくじを2人で引く場合の当たる確率

$$P\{B|A\}$$

と表現する（これを$A$が実現した場合の$B$の条件付き確率と呼ぶ）．くじの場合の最初の人の当たりを$A$，はずれを$\bar{A}$，次の当たりを$B$とする．
すると

$$P\{B|A\} = \frac{1}{4}$$

$$P(B|\bar{A}) = \frac{2}{4}$$

と表現できる．そして$A$でかつ$B$が起こる確率は

$$P\{A\}P\{B|A\} = \frac{2}{5} \times \frac{1}{4} = \frac{2}{20}$$

と，$P\{A\}$と$P\{B|A\}$を掛けたものとなる．これも乗法の法則であり，一般的な式にすると

$$P\{A \text{ and } B\} = P\{A\}P\{B|A\}$$

である．これを文章で表現すると，

> **基本事項4．乗法の法則**
>
> 積事象の確率は，それを構成する1つの事象が観察される確率と，この事象が観察された場合に他方の事象が観察される条件付き確率の積に等しい．

となる．

ところで，2つの試行が独立であるとは，

$$P\{B\} = P\{B|A\} (= P\{B|\overline{A}\})$$

(ただし事象 $\overline{A}$ は事象 $A$ の余事象)

と定義することもできる．この式は事象 $A$ が起ころうと起こるまいと事象 $B$ が起こる確率は等しいということを示している．そこで2つの事象が独立である場合の基本事項3は基本事項4の特殊な場合ということができる．

# 2　分　　布

## 1 確率分布

　図3-1にさいころを2回振ったときに観察される根元事象のすべてを示したが，いま，さいころを2回振った場合の出た目の数の和を観察しようとする．すなわち各事象に対して出た目の合計を評点として与えることを考える．そうすると，図3-1の各根元事象に対応し，図3-3のような評点が与えられる．1の目と1の目では2という評点，3の目と4の目では7という評点になる．このように各事象に一定の規則に従って数値をとる変数を**確率変数**という．確率変数の値は，対応する事象が生起する確率に従って定まることになる．今後は事象の代わりに確率変数を用いて表現していくが，確率変数の値には必ず対応する事象があることを忘れてはならない．

　上記の例で各事象が出現する確率は1/36であり，互いに排反であるために，確率変数がそれぞれの値を取る確率は表3．1に示すようになり，これを図にすると図3-4のようになる．このように確率変数のとる全範囲について

分　布　41

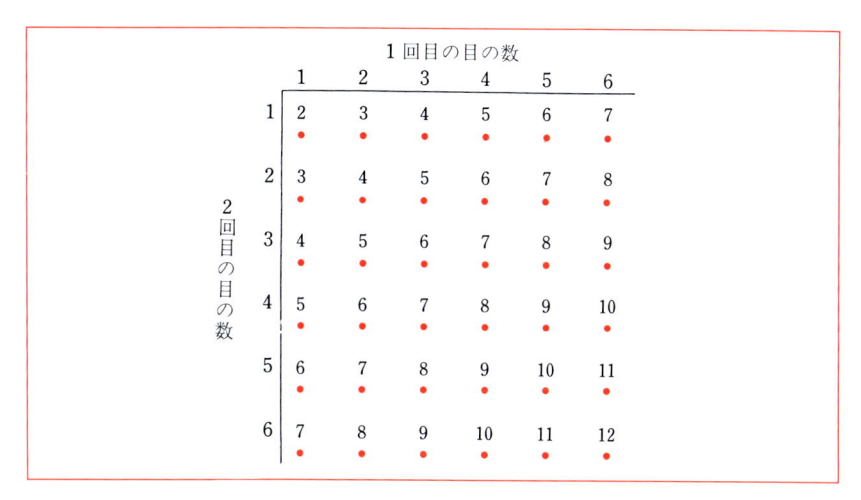

```
            1回目の目の数
         1   2   3   4   5   6
      1  2   3   4   5   6   7
         •   •   •   •   •   •
2     2  3   4   5   6   7   8
回       •   •   •   •   •   •
目    3  4   5   6   7   8   9
の       •   •   •   •   •   •
目    4  5   6   7   8   9  10
の       •   •   •   •   •   •
数    5  6   7   8   9  10  11
         •   •   •   •   •   •
      6  7   8   9  10  11  12
         •   •   •   •   •   •
```

図3-3　さいころを2回振る試行の各根元事象に対し，2回の目の和を確率変数とした例
（図3-1に示した根元事象に対応させてある）

表3-1　さいころを2回振って出た目の合計を確率変数とした場合の確率分布

| 確率変数の値 | 根元事象の数 | 該当する根元事象 | 出現確率 |
|---|---|---|---|
| 2 | 1 | (1,1) | 1/36 |
| 3 | 2 | (1,2) (2,1) | 2/36 |
| 4 | 3 | (1,3) (2,2) (3,1) | 3/36 |
| 5 | 4 | (1,4) (2,3) (3,2) (4,1) | 4/36 |
| 6 | 5 | (1,5) (2,4) (3,3) (4,2) (5,1) | 5/36 |
| 7 | 6 | (1,6) (2,5) (3,4) (4,3) (5,2) (6,1) | 6/36 |
| 8 | 5 | (2,6) (3,5) (4,4) (5,3) (6,2) | 5/36 |
| 9 | 4 | (3,6) (4,5) (5,4) (6,3) | 4/36 |
| 10 | 3 | (4,6) (5,5) (6,4) | 3/36 |
| 11 | 2 | (5,6) (6,5) | 2/36 |
| 12 | 1 | (6,6) | 1/36 |

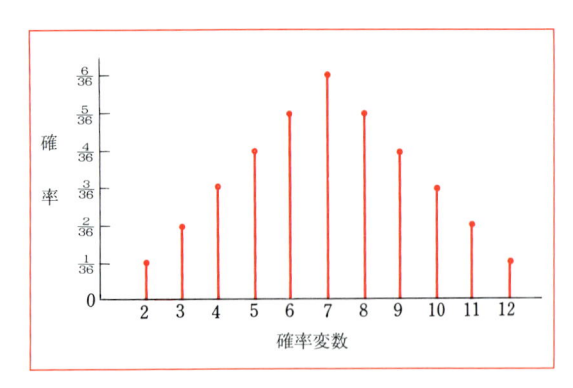

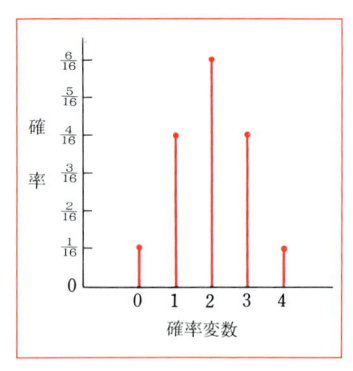

図 3-4　さいころを2回振って出た目の和の確率分布

図 3-5　4人の委員中に占める男子の委員の数の確率分布

確率値が与えられたとき，これを確率分布と呼ぶ．

　もう1つ例を挙げる．男子と女子が同じ数だけいる4つのグループから各グループ1人の委員を無作為に選出し，男子の委員の数を確率変数とした場合を観察する．各事象の確率変数と出現する確率を**表 3-2**に，確率分布を**図 3-5**に示す．

　以上の2例では，各確率変数が離散データだったので（これを**離散的確率変数**という）確率分布は棒状グラフで表現した．確率分布は連続データでも表すことができ（**連続的確率変数**という），この場合にはある種の曲線を与

表 3-2　男女同数の4グループから4人の委員を無作為に選び，男子の委員の数を確率変数としたときの確率分布

| 確率変数の値 | 根元事象の数 | 該当する根元事象 | 出現確率 |
|---|---|---|---|
| 0 | 1 | 女女女女 | 1/16 |
| 1 | 4 | 男女女女　女男女女<br>女女男女　女女女男 | 4/16 |
| 2 | 6 | 男男女女　男女男女　男女女男<br>女男男女　女男女男　女女男男 | 6/16 |
| 3 | 4 | 男男男女　男男女男<br>男女男男　女男男男 | 4/16 |
| 4 | 1 | 男男男男 | 1/16 |

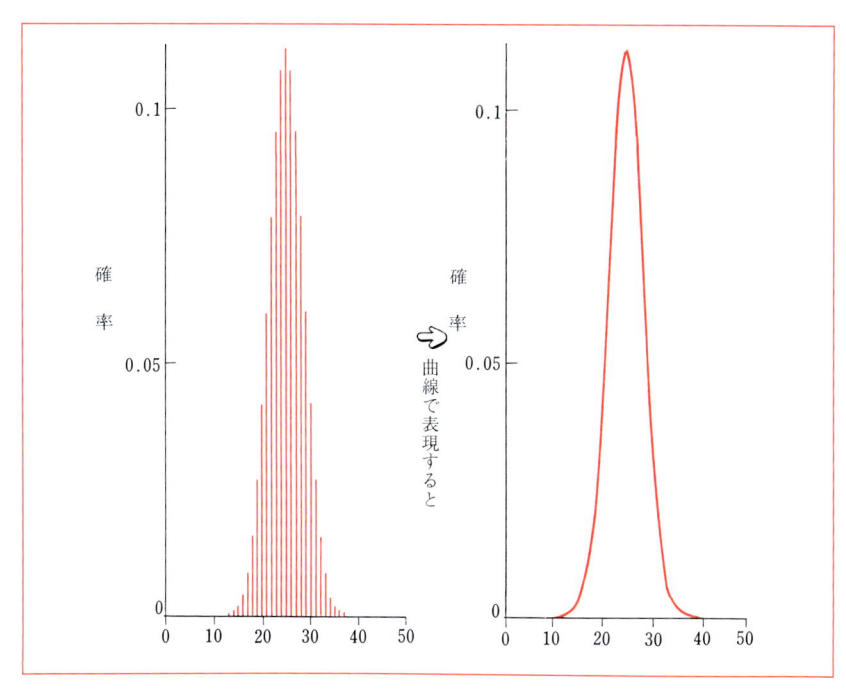

図 3-6　男女同数の 50 グループから 50 人の委員を無作為に抽出し，男子の委員の数を確率変数としたときの確率分布

えて，その曲線下の面積により確率を表現する．この曲線を表す式を**確率密度関数**という．また離散データの場合も，データの数が多い場合には連続的確率変数の分布に近似することも多く，棒グラフの一番上の部分を結んだ曲線で表現することもある．**図 3-6** は男女同数の 50 のグループから各 1 人ずつ 50 人の委員を無作為に選び，この中に占める男子の委員の数を確率変数としたときの確率分布を通常の棒グラフと曲線で表現したものである．

いま，各事象の離散的確率変数 $X$ の値を $x_i$，その事象が観察される確率を $P\{X=x_i\}$ で表すとき，確率変数の値とその確率を掛けたものの和を**期待値**もしくは平均（理論的な平均）といい，$E\{X\}$ で表す．

$$E\{X\}=\sum_{(i)} x_i P\{X=x_i\} \tag{2.1}$$

ただし，$\sum_{(i)}$ は確率変数のとるすべての値についての和を意味する．また，理論的な**分散** $V\{X\}$ を

$$V\{X\} = \sum (x_i - E\{X\})^2 P\{X = x_i\} \tag{2.2}$$

と定義する．連続的な確率変数では，確率密度関数を $f(x)$ とすると，

$$E\{X\} = \int_{-\infty}^{\infty} x f(x) \, dx$$

$$V\{X\} = \int_{-\infty}^{\infty} (x - E\{X\})^2 f(x) \, dx$$

で表される．$E\{X\}$ を $\mu$，$V\{X\}$ を $\sigma^2$ で表すこともある．

また，$\sqrt{V\{X\}}$ を理論的な**標準偏差**という．

さいころを2回振って出た目の合計の分布（表3-1および図3-4）の平均は

$$\mu = 2 \times \frac{1}{36} + 3 \times \frac{2}{36} + \cdots + 12 \times \frac{1}{36} = 7$$

分散は

$$\sigma^2 = (2-7)^2 \times \frac{1}{36} + (3-7)^2 \times \frac{2}{36} + \cdots\cdots + (12-7)^2 \times \frac{1}{36} = 5.83$$

となる．

ここで，0-1分布について述べておこう．確率変数が0または1のいずれかの値をとる分布を0-1分布といい，$P\{X=1\} = p$，$P\{X=0\} = q$（ただし，$p+q=1$）のように表される．この分布の平均と分散は (2.1)式，(2.2)式により，次のように求められる．

$$E\{X\} = 1 \times P\{X=1\} + 0 \times P\{X=0\} = p$$

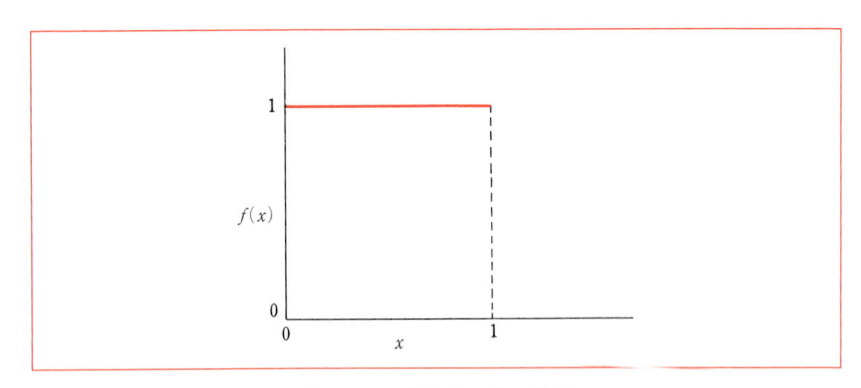

図 3-7　一様分布の密度関数

$$V\{X\} = (1-E\{X\})^2 P\{X=1\} + (0-E\{X\})^2 P\{X=0\}$$
$$= (1-p)^2 p + (0-p)^2 q = pq$$

とりうるすべての確率変数の値が同一確率で出現する分布を**一様分布**という．図3-7は0-1区間の一様分布を示している．また，ある分布から得られた互いに独立な確率変数の実現値の列を**乱数** random numbers という．通常は一様分布からの乱数，すなわち一様乱数をさす．

巻末の数表5には乱数の例が示されている．この表では，0から9までの数字が同一の確率で出現しており，1つの数字の後の数字は，前の数字が何であろうとも，0から9までがすべて等しい確率で存在する．なお，乱数表は通常数字を2つずつひとまとめにして記載されているが，これは表を見やすくするためであって，本質的な意味はない．

乱数は無作為抽出を行う場合に利用する．たとえば6000人の母集団から

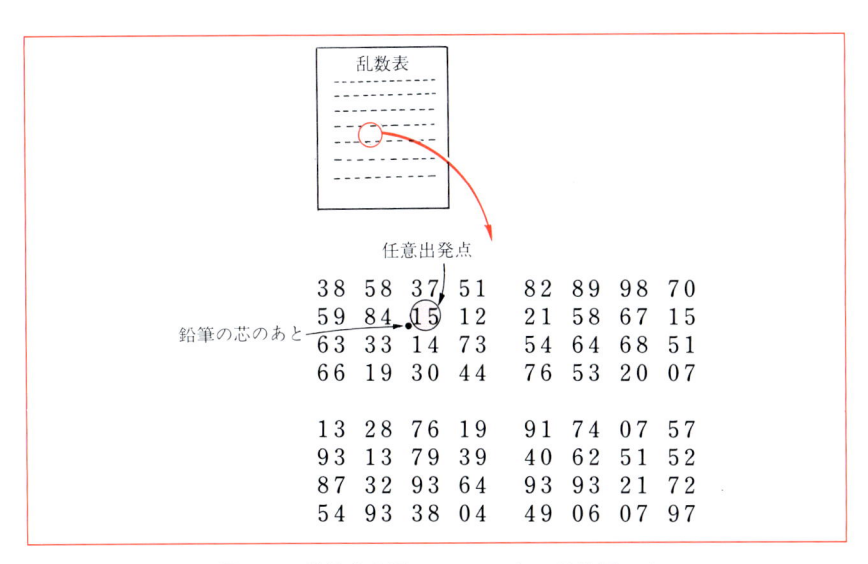

```
                        乱数表
                      ─────────
                      ─────────
                      ──○──────
                      ─────────
                      ─────────

                      任意出発点
             38  58  37  51    82  89  98  70
             59  84  15  12    21  58  67  15
鉛筆の芯のあと  63  33  14  73    54  64  68  51
             66  19  30  44    76  53  20  07

             13  28  76  19    91  74  07  57
             93  13  79  39    40  62  51  52
             87  32  93  64    93  93  21  72
             54  93  38  04    49  06  07  97
```

図3-8 乱数表を用いて6000人の母集団から
　　　100人の標本を無作為抽出する方法

出発点より数字を4つずつとり出していくと，
1512，2158，6715，6333，1473，5464，6851，
6619，3044，7653，2077，…の乱数が得られる．
このうち6715，6333，…など6001以上の数は
該当する者が母集団リストにないので飛び越え
てゆき，100個の乱数が得られるまで続ける．

100人の標本を無作為抽出する場合には，まず母集団の6000人に1から6000までの通し番号をつける．これを母集団リストという．そして図3-8に示すように，まずさいころを振る，あるいは目をつぶって鉛筆の先で乱数表の1つの点を指す，といったことにより開始点を決め，そこから乱数を4つずつ束にして4桁の数字とし，該当者がいる場合はそれを標本とし，該当者がいない場合（0000あるいは6001以上の場合）はその数字を捨てて，次の4桁の数字を得る．このような作業を繰り返し，100人の標本が得られた時点で作業は終了する（標本抽出については1章2の1)を参照）．

なお乱数は乱数さいにより得ることもできる．これは正20面体の各面に0から9までの数字が2つずつ書かれた一種のさいころである．このほかコンピュータを利用して疑似乱数を作ることもできる．

## 2 2項分布

ある試行の結果が成功かあるいは失敗かのどちらか一方であるとする．いま$n$回の試行を行う場合，成功の回数を確率変数$X$としよう．各試行は互いに独立であり，各試行の成功確率が一定であるとき，成功回数$X$の分布を**2項分布** binominal distribution と呼ぶ．$n$個の硬貨を投げたときに表が出る枚数は2項分布に従う．大きな母集団から$n$人を抽出したときの高血圧者の数も近似的に2項分布に従う．

1回の試行で事象$A$が起こる確率を$p$，起こらない確率を$q$とすると，
$$p+q=1$$
である．$n$回の試行を繰り返した場合，事象$A$が$k$回観察される確率，すなわち2項分布の確率$P\{X=k\}$（これを$P(k)$で表す）は，

$$P(k)=\frac{n!}{k!(n-k)!}p^k q^{n-k}$$

となる．ここで!は階乗を表す記号で，$n!$は1から$n$までの整数をすべて掛けたものである．すなわち
$$1!=1$$
$$2!=1\times 2=2$$
$$\vdots$$
$$n!=1\times 2\times 3\times \cdots \times n$$

である．$n$ が 0 の場合は，
$$0!=1$$
と定義されている．また
$$\frac{n!}{k!(n-k)!}$$
は異なる $n$ 個の中から $k$ 個のものを選び出す組み合わせの数であり，2項係数と呼び
$$\binom{n}{k} \text{ または } {}_nC_k$$
で表す．

　高血圧を例に考える．ある集団では高血圧者は全体の 30 ％であることがわかっている．この集団から無作為に 10 人抽出した場合，2 人の高血圧者が含まれる確率 $P(2)$ は

$p=0.3$
$q=0.7$（高血圧者でない者の割合）
$n=10$
$k=2$

であるから，
$$P(2)=\frac{10!}{2!\times 8!}\times(0.3)^2\times(0.7)^8=0.233$$
である．

　また，標本の 10 人のうち 2 人以下しか高血圧者がいない確率は
$$P(0)+P(1)+P(2)=0.028+0.121+0.233=0.382$$
である．

　2項分布は $n$, $p$ の 2 つのパラメータにより特定される．$n$, $p$ をパラメータにもつ 2 項分布を，$B(n, p)$ で表す．

　$B(10, 0.3)$ の 2 項分布を図に示すと，**図 3-9** の通りである．図 3-6 は，$B(50, 0.5)$ の 2 項分布を示したものである．

　前節，(2.1)式および(2.2)式より，2 項分布の平均 $E\{X\}$ と分散 $V\{X\}$ は次の式で求められる．

$$E\{X\}=\sum_{k=0}^{n}k\frac{n!}{k!(n-k)!}p^k q^{n-k}$$

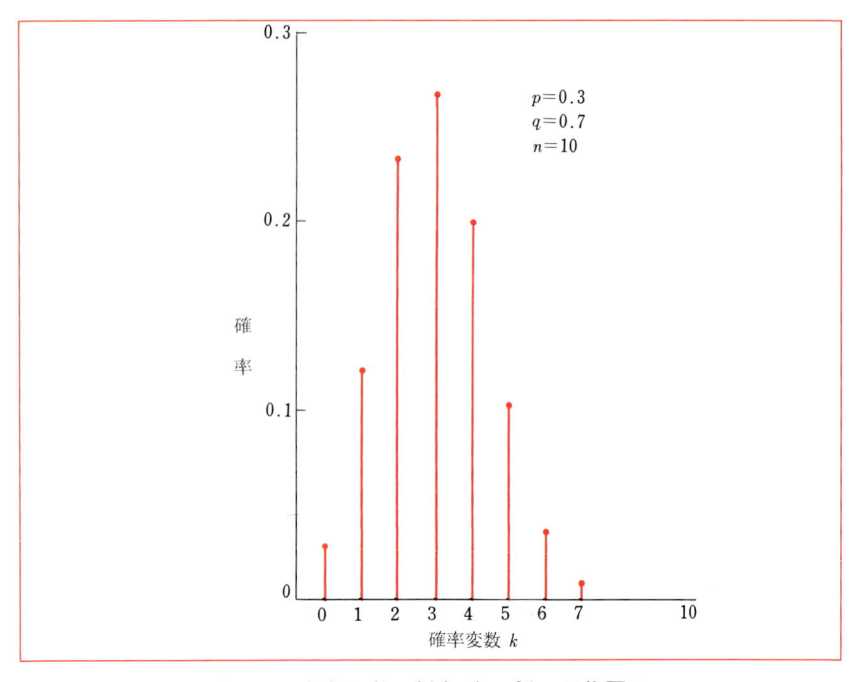

図3-9 高血圧者の割合が30％の母集団から10人を無作為抽出した場合、標本中にみられる高血圧者の人数を確率変数としたときの分布（2項分布）

$$V\{X\} = \sum_{k=0}^{n}(k-E\{X\})^2 \frac{n!}{k!(n-k)!} p^k q^{n-k}$$

式の証明は省略するが，上式より，$E\{X\}=np$，$V\{X\}=npq$ が得られる．先の高血圧の例では

$$\mu = 10 \times 0.3 = 3$$
$$\sigma^2 = 10 \times 0.3 \times 0.7 = 2.1$$

となる．すなわち高血圧者が全体の30％を占める母集団から10人を無作為抽出した場合，この10人の中に含まれる高血圧者の数は2項分布にしたがい，平均 $\mu=3$，分散 $\sigma^2=2.1$ である．

### 3 超幾何分布

10人の職場の中で，毎朝朝食を取っている人が6人，そうでない人が4

人いるとする．この 10 人の中から 3 人を選び出した場合，標本中に毎朝朝食を取る人が含まれる人数を確率変数とし，たとえばここに 2 人含まれる確率 $P(2)$ を考える．

10 人の中から 3 人を選び出すとき，全部で

$$\binom{10}{3} = \frac{10!}{3! \times 7!} = 120$$

通りある．このうち与えられた条件を満たすのは，毎朝朝食をとる 6 人のうちから 2 人を選び出し，さらにそうでない 4 人から 1 人を選び出した組み合わせである．これはそれぞれ

$$\binom{6}{2} = 15, \quad \binom{4}{1} = 4$$

ずつの組み合わせが考えられるので，この条件を満たす 3 人の組み合わせは全部で 15×4＝60 通り存在する．したがって求める確率は

$$60/120 = 0.5$$

となる．また $P(k)$ $(0 \leq k \leq 3)$ の分布は**表 3-3** に示す通りである．

**表 3-3 超幾何分布の例（$M=6$, $N=10$, $n=3$）**

| $k$ | 0 | 1 | 2 | 3 |
|---|---|---|---|---|
| $P(k)$ | 0.03 $\left(\frac{4}{120}\right)$ | 0.30 $\left(\frac{36}{120}\right)$ | 0.50 $\left(\frac{60}{120}\right)$ | 0.17 $\left(\frac{20}{120}\right)$ |
| 計算式 | $\dfrac{\binom{6}{0}\binom{4}{3}}{120}$ | $\dfrac{\binom{6}{1}\binom{4}{2}}{120}$ | $\dfrac{\binom{6}{2}\binom{4}{1}}{120}$ | $\dfrac{\binom{6}{3}\binom{4}{0}}{120}$ |

一般にある属性 $A$ を持つ個体が $M$ 個，持たない個体が $N-M$ 個含まれている大きさ $N$ の母集団から大きさ $n$ の標本を抽出した場合，$A$ のものが $k$ だけ含まれる確率 $P(k)$ は

$$P(k) = \frac{\binom{M}{k}\binom{N-M}{n-k}}{\binom{N}{n}}$$

(ただし $0 \leq k \leq \min(n, M)$)

となる．この分布を**超幾何分布** hypergeometric distribution と呼ぶ．超幾何分布は上記のように有限母集団から抽出した場合のモデルである．一方，

2項分布は無限母集団からの抽出と考えられる．したがって，母集団の大きさ$N$が十分大きい場合，超幾何分布は2項分布に近似する．

超幾何分布の平均は$nM/N$，分散は

$$n \times \frac{M}{N} \times \frac{N-M}{N} \times \frac{N-n}{N-1}$$

となる．これらの式で$p=M/N$，$q=(N-M)/N$と置き換えると，平均と分散は

$$E\{X\}=np$$

$$V\{X\}=npq \times \frac{N-n}{N-1}$$

となり，平均は2項分布のそれに一致する．また，分散は2項分布に$(N-n)/(N-1)$（これを**有限母集団修正**という）を乗じたものになっている．このことからも$n$に比べて$N$が十分大きい場合，すなわち標本の大きさに比べて母集団が十分に大きい場合，超幾何分布が2項分布に近似することがわかる．

## 4 ポアッソン分布

2項分布では特に$n$が十分大きく，$p$が$1/2$に近い場合，正規分布に近似するが，逆に$p$がきわめて小さい場合には正規分布への近似が悪くなる．ポアッソン分布はこのような場合に適用される．

いま，一定期間内（あるいは一定区域内）に，互いに独立に発生するまれな現象の回数を観察しよう．一定期間を$n$個の小期間に細分し，各小期間内のまれな現象の発生の有無をみると，$n$小期間中に$k$回発生する確率は2項分布で与えられる．ただし，まれな現象であるから同一小期間内に2回以上の発生は無視する．各小期間での発生確率を$p$とすると，一定期間内の発生数は平均$np$（これを$\lambda$で表す）となる．いま$\lambda$を一定に保ち，$n$を無限に大きくした場合（$p$は$0$に近づく），一定期間内のまれな現象の発生回数が$k$となる確率は，次式で表される．

$$P(k)=\frac{\lambda^k}{k!}e^{-\lambda}$$

ここで$e$は自然対数の底（$\fallingdotseq 2.718$）である．このような分布を**ポアッソ**

ン分布 Poisson distribution（S. D. Poisson は先駆的な統計学者）という．ポアッソン分布の分散は平均 $\lambda$ に等しいことが知られている．なお上記の式を計算するには，次の再帰式が便利である．

$$P(k+1) = \frac{\lambda}{k+1} P(k) \quad (k=0,\ 1,\ \cdots)$$

ただし，$P(0) = e^{-\lambda}$

人口 4000 人のある村では毎年平均して 1.5 人の自殺者が出ている．年間の自殺者数を確率変数と考えると，ある年の自殺者が 4 人以上である確率は次のようになる．

$$P(0) = e^{-1.5} = 0.223$$

$$P(1) = \frac{1.5}{1} \times P(0) = 0.335$$

$$P(2) = \frac{1.5}{2} \times P(1) = 0.251$$

$$P(3) = \frac{1.5}{3} \times P(2) = 0.126$$

$$P(0) + P(1) + P(2) + P(3) = 0.223 + 0.335 + 0.251 + 0.126 = 0.935$$

より，年間の自殺者が 3 人以下の確率は 0.935，したがって 4 人以上の自殺者が出る確率は

$$1 - 0.935 = 0.065$$

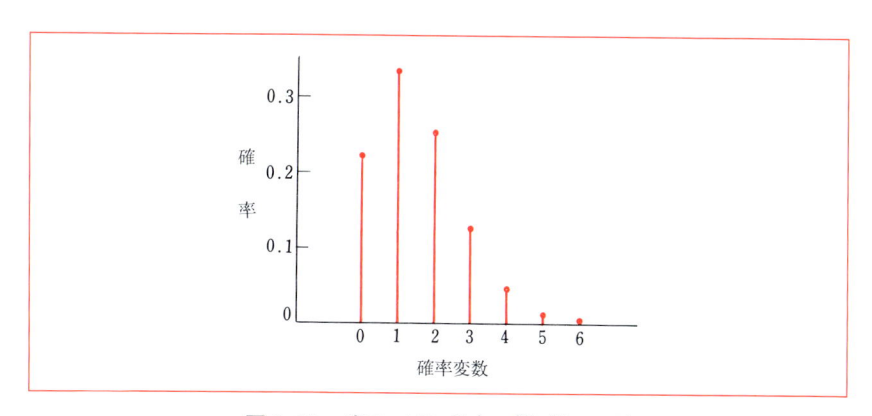

図 3-10　ポアッソン分布の例（$\lambda = 1.5$）

である．なおこの分布を図に示すと図 3-10 のようになる．

## 5 正規分布

2項分布は離散的確率変数の代表的な分布だが，これから述べる**正規分布** normal distribution（ガウス分布ともいう）は，連続的確率変数の代表的分布である．

正規分布の確率密度関数は平均 $\mu$ と分散 $\sigma^2$ の2つのパラメーターによって決定される．これを $N(\mu, \sigma^2)$ で表す．正規分布の一般の分布図を図 3-11 に示す．

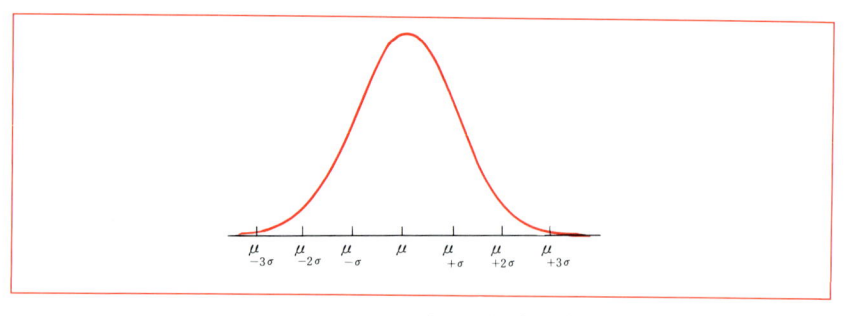

図 3-11　正規分布の一般的な形

正規分布には次のような特徴がある．

① 確率変数は理論的には $-\infty$ から $+\infty$ まで分布する．
② 分布の平均は曲線の頂点に対応する値であり，ここを中心に分布曲線は左右対称である．したがって，算術平均，中央値，最頻値はいずれも等しい．
③ $\mu-\sigma$ と $\mu+\sigma$ の間の分布曲線の下の面積は全体（$-\infty$ から $+\infty$ までの間）の曲線下の面積の 68.3 ％である（$\sigma$ は分散 $\sigma^2$ の平方根，すなわち標準偏差）．同様に $\mu-2\sigma$ と $\mu+2\sigma$ の間は全体の 95.4 ％が，$\mu-3\sigma$ と $\mu+3\sigma$ の間は 99.7 ％が含まれている（図 3-12）．

すなわちある確率変数が平均 $\mu$，分散 $\sigma^2$ の正規分布する場合，1つの確率変数の値が $\mu-\sigma$ から $\mu+\sigma$ の間に存在する確率は 0.683，$\mu=-2\sigma$ から $\mu+2\sigma$ の間に存在する確率は 0.954，$\mu-3\sigma$ から $\mu+3\sigma$ に存在する確率は 0.997 ということである．

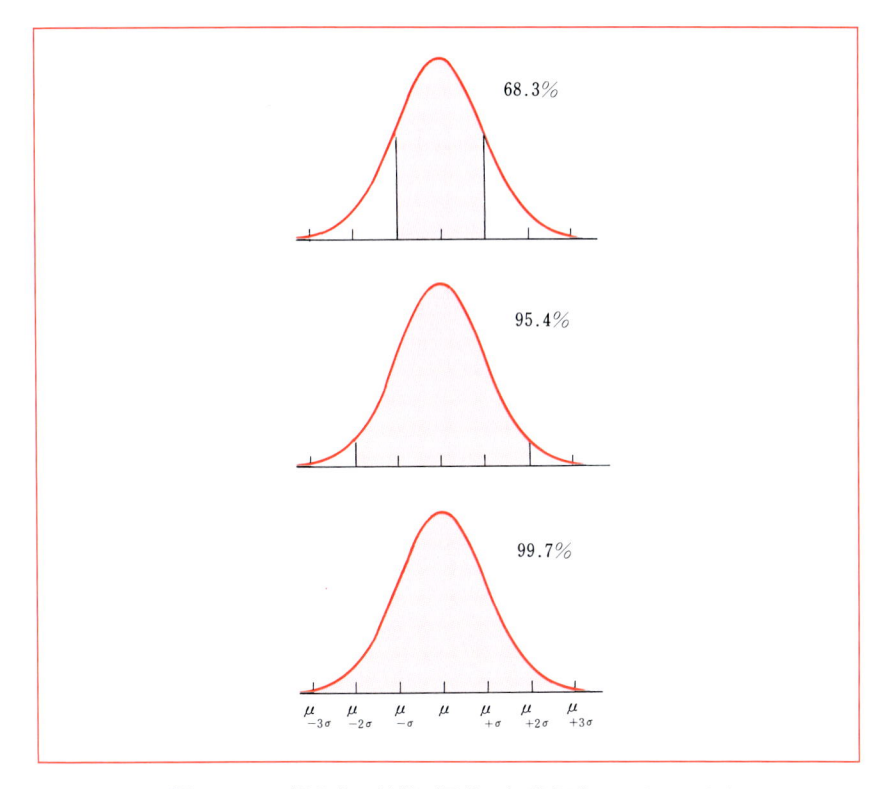

**図 3-12　正規分布の特徴（平均，標準偏差と分布の関係）**

　正規分布をグラフで表した場合，分散の大きさで縦にとがったグラフになるか，横に広がったグラフになるかが決まる．基本になる正規分布は平均 $\mu=0$，分散 $\sigma^2=1$（すなわち標準偏差 $\sigma=1$）のもので，これを**標準正規分布**という．一般の正規分布は，その平均と標準偏差より標準正規分布に変換することができる．すなわち確率変数 $X$ が平均 $\mu$，標準偏差 $\sigma$ の正規分布に従うとき，

$$Z=\frac{X-\mu}{\sigma}$$

は平均 0，分散 1 の正規分布に従う．この変換を**標準化** standardization という．

　ある集団で血中総コレステロールを測定した場合を考える．測定値は平均 196.4 mg/d$l$，標準偏差 32.4 mg/d$l$ の正規分布に従うことが判明している

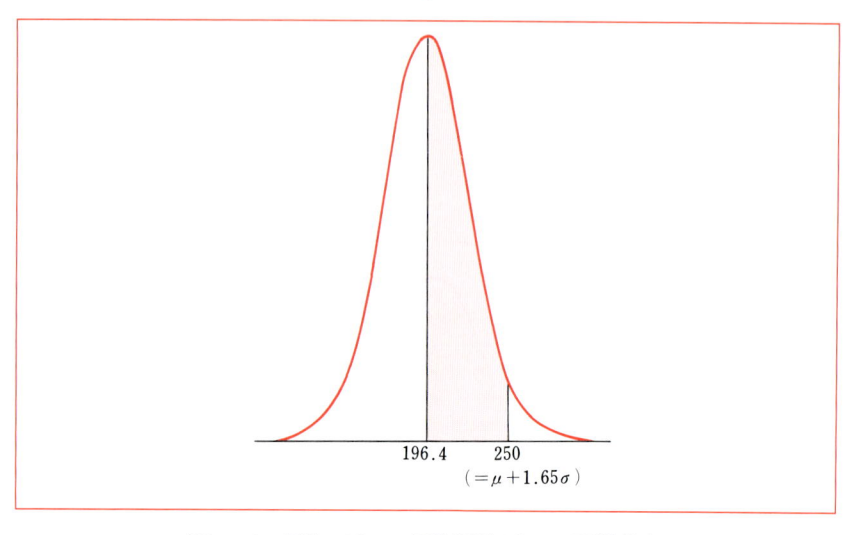

**図 3-13　平均 196.4，標準偏差 32.4 の正規分布**
巻末の正規分布表より，色の部分には全体の 45.05 %が含まれている．正規分布の性質より $\mu=196.4$ 以上には全体の 50 %が含まれるため，250（$=\mu+1.65\sigma$）以上には $50-45.05=4.95$ %が含まれる．

場合，観測値が $250\,\mathrm{mg/d}l$ 以上を示す確率を求めよう．確率変数 $Z$ の観察値 $z$ は

$$z=\frac{250-196.4}{32.4}=1.65$$

となり，巻末の正規分布表より $\mu\pm1.65\sigma$ には全集団 $0.4505\times2=0.901$ が含まれることから，$250\,\mathrm{mg/d}l$ 以上の値が観察される確率は $(1-0.901)/2=0.0495$ であることが推測される（図 3-13）．

　ところで，先に述べた 2 項分布は，$n$ が十分大きいときには正規分布に近くなる．図 3-9 に示した 2 項分布は

$$p=0.3$$
$$q=0.7$$
$$n=10$$

なので

$$\mu=np-3$$
$$\sigma^2=npq=0.3\times0.7\times10=2.1$$

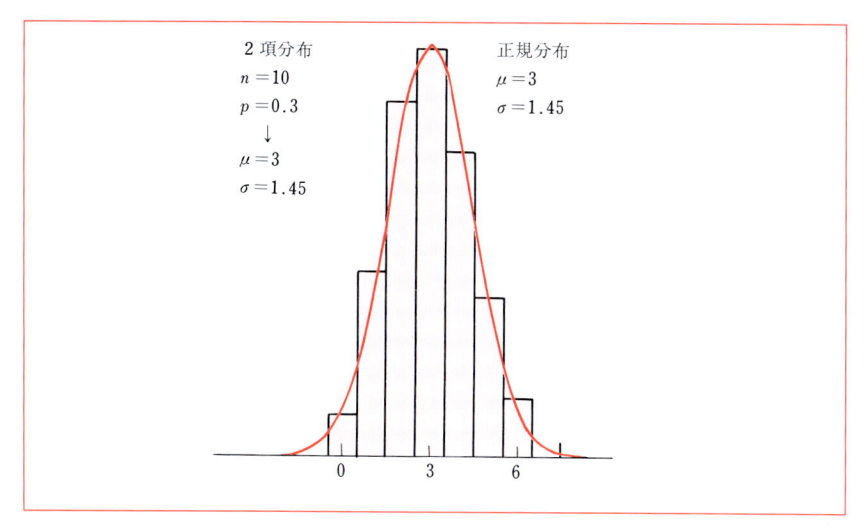

図3-14 2項分布と正規分布の近似

である．そこで図3-9の2項分布の上に

$$\mu = 3$$
$$\sigma = \sqrt{2.1} = 1.45$$

の正規分布を重ねて書いたものが**図3-14**である．多少のズレがあるものの，かなりよく一致している．

2項分布を扱う場合，2項係数の計算が煩雑であるところから，$n$が十分大きい場合（目安として$np$が5以上）には，正規分布に近似して取り扱うことが多い．このとき$n$の大きさが同じ場合には，$p$が1/2に近いほど近似はよくなる．図3-6（右の図）の確率分布は

$$\mu = 25$$
$$\sigma = \sqrt{12.5} = 3.54$$

の正規分布とほとんど等しい．

累積相対度数を**正規確率紙**上に作図すると，その分布が正規分布に近いかどうかを知ることができる．正規確率紙は，縦軸に累積相対度数をとったもので，正規分布の場合に図が直線になるように工夫されている．これを用いて観察されたデータの分布が正規分布に近いかどうかを判断する．このとき描いた点がなるべくよく乗るような直線を目見当で引く．図3-15は表2-1

56　統計的推論の準備

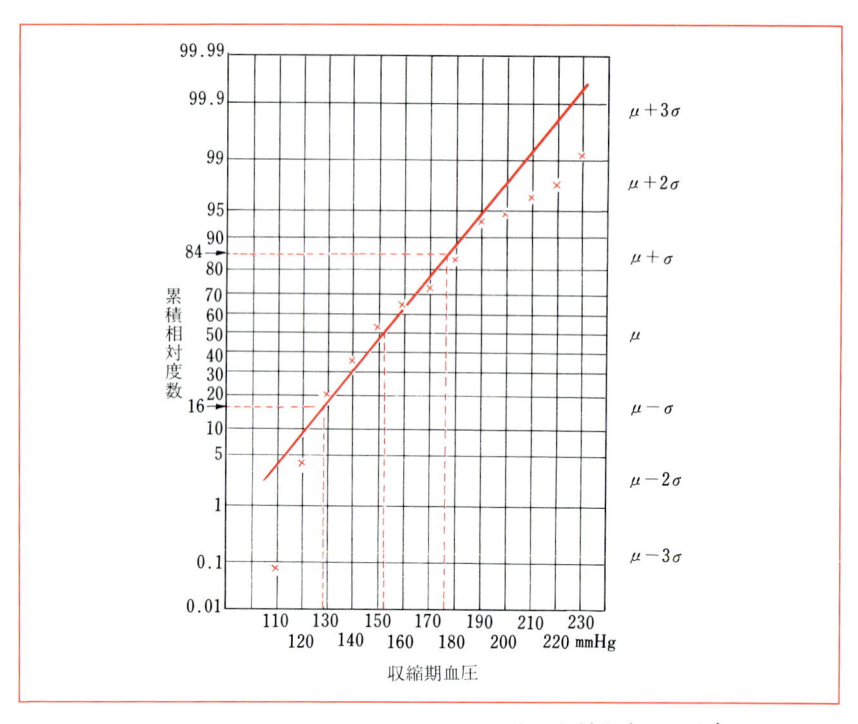

図 3-15　正規確率紙――集団健診受診者の収縮期血圧の分布

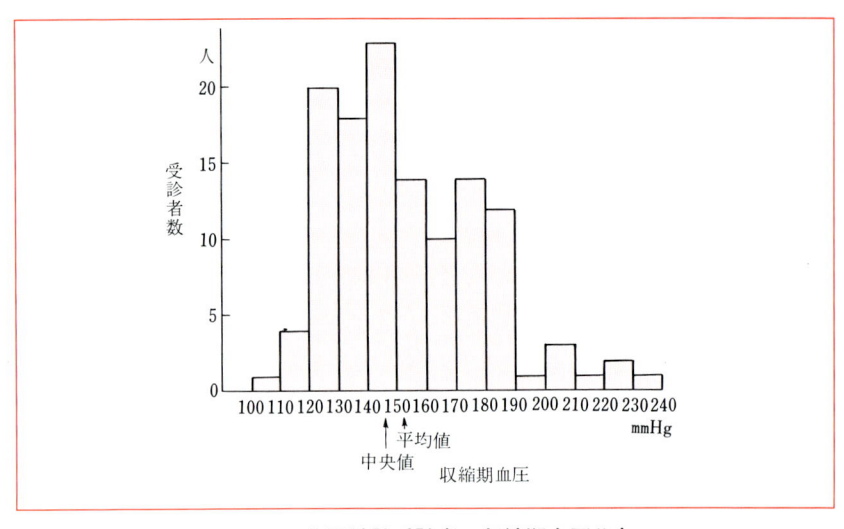

図 3-16　集団健診受診者の収縮期血圧分布

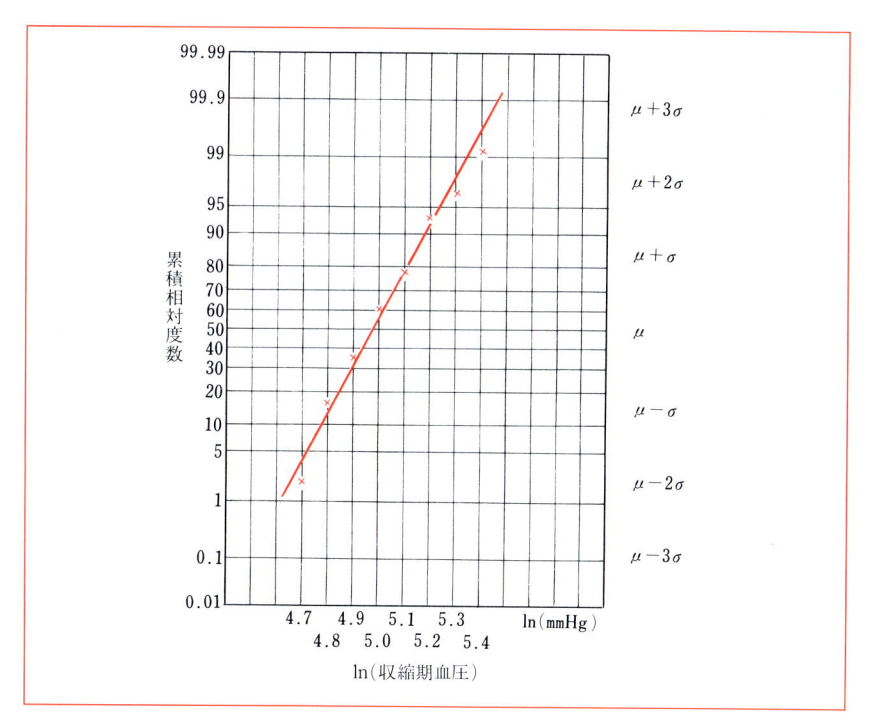

**図3-17 正規確率紙——集団健診受診者の収縮期血圧の対数の分布**

にある収縮期血圧のデータの累積相対度数をプロットしたものである．この図のように両極端の値は重視せず，なるべく中央部に近い点がよく乗るようにするとよい．この直線上の累積相対度数が50％である点の横軸の値を平均（$\mu$），84％である点の横軸の値（平均＋標準偏差，$\mu+\sigma$）と16％の点の横軸の値（平均－標準偏差，$\mu-\sigma$）との差の1/2を標準偏差（$\sigma$）の近似値とすることができる．このとき，横軸には各階級の上限の値を目盛ることに注意しなければならない．

図 3-15 は図 3-16 に示した収縮期血圧の分布を正規確率紙上に描いたものであるが，直線に近いとはいえない．この血圧値の対数をとって改めて累積相対度数を求めて正規確率紙上に示したのが図 3-17 である．この場合は直線に近くなっている．観測値の対数をとると正規分布に当てはまる場合，もとの観測値は**対数正規分布**に従うという．この集団の収縮期血圧の分布は正規分布ではなく対数正規分布に近いということができる．

# 3  平均（期待値）と分散に関する公式

2項分布，超幾何分布，ポアッソン分布の各分布についてそれぞれの項で分布の平均と分散を述べてきたが，これらをまとめると**表3-4**のようになる．また標本平均の平均と分散については次の章で述べる．

確率変数の平均と分散については，以下のような性質がある．

① ある分布の確率変数$X$を定数倍（$a$倍）して，これに定数（$b$）を加えてできた新たな確率変数 $aX+b$ の平均は，元の分布の平均の$a$倍に$b$を加えたもの，分散は元の分散の $a^2$ 倍になる．

$$E\{aX+b\}=aE\{X\}+b$$
$$V\{aX+b\}=a^2V\{X\}$$

ここで $aX+b$ の分散が$b$に依存しないことに注意しよう．

② ある確率変数$X$と他の確率変数$Y$を加えてできた新たな確率変数 $X+Y$ の平均は元の確率変数のそれぞれの平均の和に等しい．

$$E\{X+Y\}=E\{X\}+E\{Y\}$$

③ 互いに独立の確率変数 $X$, $Y$ を加えてできた新たな確率変数 $X+Y$ の分散は，それぞれの分布の分散の和に等しい．また互いに独立の2つの確率変数の差である新たな確率変数 $X-Y$ の分散ももとの確率変数の分散の和に等しい．

**表3-4　2項分布，超幾何分布，ポアッソン分布における平均と分散**

|   | 平　均 | 分　散 |
| --- | --- | --- |
| 2　項　分　布 | $np$ | $npq$ |
| 超　幾　何　分　布 | $np$ | $npq\dfrac{N-n}{N-1}$ 注) |
| ポアッソン分布 | $np\ (=\lambda)$ | $np\ (=\lambda)$ |

$n$：標本の大きさ
$p$：母集団における属性をもった個体が占める割合
$q$：$1-p$
$N$：母集団の大きさ
注）標本の大きさ$n$に比べて母集団の大きさ$N$が十分大きいと2項分布の分散 $npq$ に近似する．

$$V\{X+Y\}=V\{X\}+V\{Y\}$$
$$V\{X-Y\}=V\{X\}+V\{Y\}$$
（ただし$X$と$Y$は互いに独立）

②の平均に関する公式は常に成り立つが，③の分散の公式では確率変数$X$と$Y$が互いに独立である必要があることに注意しよう．

　ここに掲げた平均と分散に関する公式を利用すると，2項分布の平均，分散を容易に求めることができる．2項分布の確率変数$X$は，独立に分布する（独立試行により）$n$個の0-1分布の確率変数の和として定義できる．個々の0-1分布の平均，分散については44〜45ページに示したように，$p$および$pq$であるから，その独立な$n$個の確率変数の和である2項分布の平均，分散はそれぞれ$np$および$npq$になることがわかる．

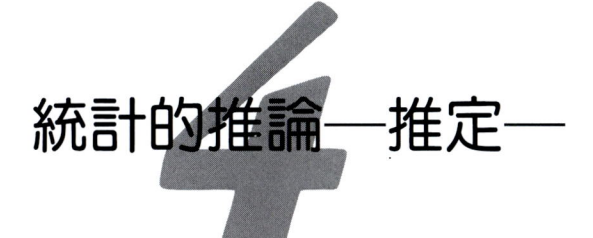

# 統計的推論——推定——

## 1　統計的推論とは

　ある県で30歳台男性の健康状態を知るために，喫煙状況について次のような情報が必要になった．すなわち，

① 30歳台男性全体に対する喫煙者の割合
② 喫煙者と非喫煙者で1秒率*に差があるかどうか

の2点を調べる必要が出てきた．

　まず考えられる方法は，県内のすべての30歳台男性に対して調査を行うこと（全数調査）だが，費用や手間を考えると必ずしも適切な方法とはいえない．そこで一部の30歳台男性を標本抽出し（標本調査），この結果から全体を推測することを考える．

　いま，10人を無作為抽出し，その結果が表4-1に示したとおりであったとしよう．非喫煙者4人，喫煙者6人だが，このことより「県内の30歳台男性では非喫煙者よりも喫煙者の方が多い」と判断するだろうか．また，非喫煙者の1秒率は平均83.8％，標準偏差4.38％，喫煙者の1秒率は平均79.0％，標準偏差6.14％だが，この結果より「県内の30歳台男性全体では非喫煙者よりも喫煙者の方が1秒率の平均は低い」という結論に達するだろうか．実際には非喫煙者の方が多い場合でも，標本サイズが小さいために偶然このような結果になった可能性もある．したがって普通は「たまたまこ

---

＊　1秒率とは閉塞性の呼吸機能障害を示す指標の1つで，％で表現し，正常値は70％以上である．閉塞性障害を起こすと1秒率は低下する．

表 4-1　無作為に抽出した 30 歳台男性の
喫煙習慣の有無と 1 秒率

| 非喫煙者(4 名) | 喫煙者(6 名) |
| --- | --- |
| 78 | 71 |
| 90 | 82 |
| 85 | 81 |
| 82 | 79 |
|  | 89 |
|  | 72 |

(単位：％)

のような結果になったのであって，この結果からは県内全体のことについては何ともいえない」と考えるであろう．

　これを標本を大きくして，たとえば 100 人を無作為抽出したら，40 人が非喫煙者，60 人が喫煙者だったらどうだろうか．この場合には，「ひょっとしたら喫煙者の方が多いのかもしれない」と考え，これが 1000 人中の 400 人と 600 人だと「多分非喫煙者と喫煙者の比は 4 対 6 ぐらいで，喫煙者の方が多いだろう」と結論する人が多いだろう．しかし以上の結論はいずれも直感に頼っているだけであり，たとえば「1000 人の標本で何人以上差があれば喫煙者の方が多いと判断してよいのか」という問には答えられない．

　前章で学んだ確率，分布といった基礎知識を用いて標本から母集団の特性を推測することを統計的推論という．母集団である 30 歳台の男性全体には，非喫煙者の割合，喫煙者の割合，両者の 1 秒率の平均や標準偏差は一定の値が存在する．これらの値を標本のデータより推測することを**推定** estimation という．

## 2　母集団の平均値と分散の点推定

　推定には**点推定** point estimation と後述する**区間推定** interval estimation がある．点推定は「県内の 30 歳台男性のうち，非喫煙者の割合は 43.5 ％である」，「喫煙者全体の 1 秒率の平均は 79.0 ％である」といったように，ただ 1 つの値のみを推定する方法である．

　母集団の平均値の点推定では簡単に無作為抽出により得られた標本におけ

る標本平均を，そのまま母平均の点推定値とすることができる．これ以外に合理的な推定値はありそうもない．実際，このごく自然な推定値は理論的にも満足できる多くの優れた性質をもつことが知られている．

母集団の分散 $\sigma^2$ の推定値 $s^2$ は，標本の偏差平方和を $n-1$（標本サイズ $n$ の自由度）で割った値である（2章1の②，参照）．すなわち大きさ $n$ の各標本の値が $x_1$, $x_2\cdots$, $x_n$ であり，標本平均値が $\bar{x}$ の場合，

$$s^2 = \frac{1}{n-1} \sum_{i=1}^{n} (x_i - \bar{x})^2$$

が母集団の分散の推定となる（これを不偏分散と呼ぶこともある）．母集団の標準偏差 $\sigma$ の推定値は $\sqrt{s^2}$ で求められる．これを $s$ で表す．

表4-2 ある地区の40歳男性10人の身長

| 氏名 | A | B | C | D | E | F | G | H | I | J |
|---|---|---|---|---|---|---|---|---|---|---|
| 身長(cm) | 165 | 173 | 159 | 155 | 162 | 168 | 166 | 171 | 159 | 160 |

標本平均：163.8
偏差平方和：301.6

ある地区の40歳男性を10名無作為抽出し，身長を測定したところ，**表4-2**のような結果を得た．標本平均は163.8，偏差平方和は301.6より分散 $s^2$ は

$$s^2 = \frac{1}{9} \times 301.6 = 33.5$$
$$s = 5.8$$

となる．したがって母集団（ある地区の40歳の男性全員）の身長の平均値は 163.8 cm，標準偏差は 5.8 cm と推定される．

# 3　母集団の平均値の区間推定

前項で述べたように点推定はただ1つの値を推定するだけのものである．これに対して区間推定は「喫煙者の割合は95％の信頼度で50.5％から66.5％の間に存在する」といった形式の推定である．この場合の50.5％から66.5％を95％**信頼区間** confidence interval といい，信頼区間の両端の数値

である 50.5 % と 66.5 % を**信頼限界** confidence limits という．信頼区間は標本データから算定される．**信頼度**とは繰り返し標本を抽出して信頼区間を算定した場合，そこに真の値が含まれる確率である．信頼度は本質的には何 % でもよいのだが，慣習として 95 % を用いるのが一般的である．

　点推定はただ 1 つの値を用いて推定するために，区間推定よりも明確でよい推定法のような気がする．たとえば標本調査で喫煙者の割合が 0.6 の場合を考えてみよう．

　母集団の中で喫煙者が占める割合 $P$ は 0 から 1（0 % から 100 %）の間に必ず存在する．したがって区間 0 から 1 は $P$ の 100 % 信頼区間である．しかしこれでは何らの情報も与えていない．信頼区間を両側から少しずつ狭くしていくと，この間に $P$ が存在する確率は次第に小さくなる．信頼区間をずっと狭くして，たとえば 0.59 から 0.61 にすると，$P$ が存在する確率はきわめて低く 0 に近くなる．信頼区間をさらに 0.5999 から 0.6001 にすると，さらにその確率は小さくなる．この極限が点推定と思えばよい．したがって点推定値が真の値に正確に一致する確率は 0 である．点推定では，推定値が真の値からどの程度はなれているのか，何ともいえない．ここに区間推定の意義がある．

　信頼度を一定にしたとき，その区間が狭い推定ほど精度の高い区間推定ということができる．信頼度を高めようとすると一般に区間の幅は広くしなければならなくなり，実際的でなくなる．一方，あまり低い信頼度でも困る．95 % はこの意味からも妥当な値といえる．

　ここで母集団の平均値の区間推定に移る前段階として，母集団から無作為抽出された標本の平均値がどのように分布するかを考えてみる．

　平均が $\mu$，分散が $\sigma^2$ の正規分布である母集団がある．この母集団から大きさ $n$ の標本を無作為抽出する．この無作為抽出を繰り返し行った場合，それぞれの抽出標本について算定される平均値 $\bar{X}$ を確率変数と考える．

　各標本を構成する $n$ 個の個体の観測値の確率変数を $X_1, X_2, \cdots, X_n$ とすると $\bar{X} = \dfrac{1}{n}\sum_{i=1}^{n} X_i$ である．ところでこれらの観測値は平均 $\mu$，分散 $\sigma^2$ の母集団に由来しているので，

$$E\{X_i\} = \mu, \qquad V\{X_i\} = \sigma^2$$

（ただし $i$ は 1 から $n$ まで）

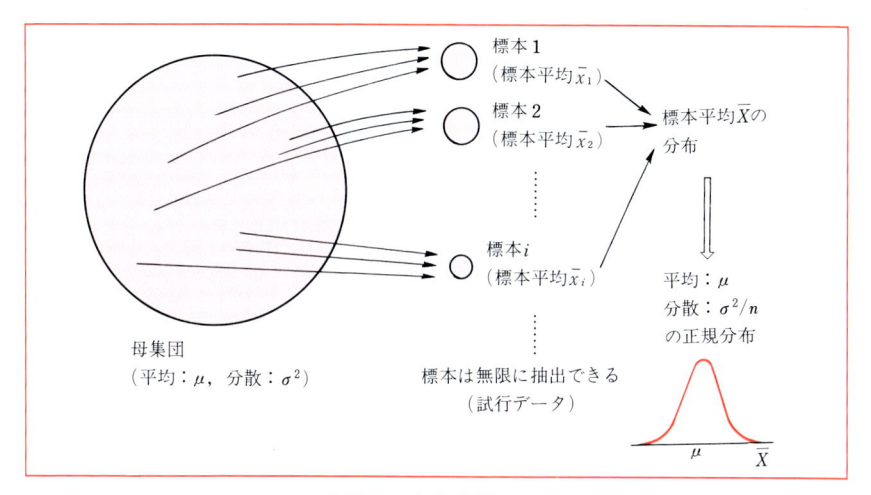

図 4-1　母集団から無作為抽出された大きさ
$n$ の標本の平均値の分布の考え方

である．前章の最後に示した公式より，

$$E\{\bar{X}\}=E\left\{\frac{X_1+X_2+\cdots+X_n}{n}\right\}$$

$$=\frac{1}{n}\{E\{X_1\}+\cdots+E\{X_n\}\}=\frac{1}{n}n\mu=\mu$$

$$V\{\bar{X}\}=V\left\{\frac{X_1+X_2+\cdots+X_n}{n}\right\}$$

ここで $X_i$ が互いに独立であることを用いて，

$$V\{\bar{X}\}=\frac{1}{n^2}\{V\{X_1\}+\cdots+V\{X_n\}\}=\frac{1}{n^2}n\sigma^2=\frac{\sigma^2}{n}$$

となる．すなわち平均 $\mu$，分散 $\sigma^2$ の母集団から無作為抽出された大きさ $n$ の標本の平均 $\bar{X}$ は，平均 $\mu$，分散 $\sigma^2/n$ 分布に従う（図 4-1）．ここで平均 $\bar{X}$ の標準偏差 $\sigma/\sqrt{n}$ を $\bar{X}$ の**標準誤差** standard error（SE と略記）という．一般に推定値の標準偏差を標準誤差と呼ぶのである．

また，互いに独立な確率変数の和が $n$ の増大とともに正規分布に近づくことが知られており，このことを**中心極限定理**という．$x$ は独立な確率変数の和に定数 $1/n$ を乗じたものであり，この分布は $n$ が十分に大きい場合に，

確率変数 $x$ の分布によらず，近似的に平均 $\mu$，標準偏差 $\sigma/\sqrt{n}$ の正規分布に従うことになる．

このことを基礎として，母集団の平均値の区間推定を行うことにする．$\bar{X}$ の分布は平均 $\mu$，分散 $\sigma^2/n$ の正規分布で近似できるゆえ，確率変数 $\bar{X}$ の観察値 $\bar{x}$ は 0.95 の確率で次の区間に含まれる．

$$\mu - 1.96\sigma/\sqrt{n} < \bar{x} < \mu + 1.96\sigma/\sqrt{n}$$

これを書き直すと

$$\bar{x} - 1.96\sigma/\sqrt{n} < \mu < \bar{x} + 1.96\sigma/\sqrt{n}$$

これが母集団の平均値 $\mu$ の 95％信頼区間となる．

通常は母集団の分散 $\sigma^2$ も未知であるため，この推定値として $s^2$ を用いる．すなわち母集団の平均値 $\mu$ の 95％信頼区間は

$$\bar{x} - 1.96 s/\sqrt{n} < \mu < \bar{x} + 1.96 s/\sqrt{n} \tag{4.1}$$

となる．上式の $s/\sqrt{n}$ は標準誤差 $\sigma/\sqrt{n}$ の推定値である．99％信頼区間を算出するときはこの式の 1.96 の代わりに 2.58 を用いればよい．

ある町の 40 歳台男性 100 人を無作為抽出し，1 日の食塩摂取量を調査したところ，平均 $\bar{x}=12.6$，標準偏差 $s=3.0$ であった．標準誤差の推定値 $s/\sqrt{n}$ は 0.3 であり，母集団の平均値 $\mu$ の 95％信頼区間は

$$12.6 - 1.96 \times 0.3 < \mu < 12.6 + 1.96 \times 0.3$$

すなわち

$$12.0 < \mu < 13.2$$

となる．

以上の平均値の推定は，標本が十分大きい（おおむね 30 以上）場合のものであった．母集団の分散が未知で，標本の大きさが 30 以下の場合には，分散 $s^2$ の変動を考慮した次の新たな統計量 $t$ を考える．

$$t = \frac{(\bar{X} - \mu)\sqrt{n}}{s}$$

$t$ は自由度 $n-1$ の $t$ 分布に従うことが知られている（厳密にいえば，正規母集団からの標本のとき，$t$ は $t$ 分布に従う．巻末の分布表の項を参照）．母集団の平均 $\mu$ の 95％信頼区間は，(4.1)式の 1.96 を $t$ 値で置き換え

$$\bar{x} - t_{n-1} s/\sqrt{n} < \mu < \bar{x} + t_{n-1} s/\sqrt{n}$$

となる．ただし $t_{n-1}$ は自由度 $n-1$ の $t$ 分布の両側 5 ％値である（巻末の $t$ 分布表参照）．

例をあげる．ある小学校の児童 20 人を無作為抽出し，う歯（虫歯）の数を調べたところ，平均 $\bar{x}=5.3$，標準偏差 $s=2.6$ であった．この小学校の児童全体の 1 人当たりのう歯数の平均 $\mu$ の 95 ％信頼区間を求める．自由度は，$n-1=19$ より，巻末の $t$ 分布表から両側 5 ％点は

$$t_{19}=2.093$$

なので

$$t_{n-1}s/\sqrt{n}=2.093\times 2.6/\sqrt{20}=1.22$$

したがって，

$$5.3-1.22<\mu<5.3+1.22$$
$$4.1<\mu<6.5$$

が母集団の平均の 95 ％信頼区間である．

$t$ 分布表を見ていてわかるのは，自由度が小さいほど，すなわち標本が小さいほど $t$ 値は大きく，自由度が無限大 $\infty$ の場合，両側 5 ％の $t$ 値は 1.96 になっている．すなわち，$s$ を母集団の標準偏差 $\sigma$ の代わりに使い，標本の大きさに応じて信頼区間の幅を広げているといえる．また，$n$ が 30 以上の場合には $t$ の値は 1.96 に近似しているため，上記のように $\sigma$ の推定値として $s$ を用いて推定できるのである．

# 4 割合の推定

ある属性Aを備えたものと，備えていないものからなる集団があるとしよう．このような集団について，全個体のうち属性Aを備えた個体の割合（比率ともいう）を，標本から推定したい場合がある．

実際の集団は有限母集団になるから，無作為に抽出しても，個々の抽出結果は厳密には独立にはならない．そして，標本の中の属性Aを備えた個体数の分布が超幾何分布に従うことは，前章で述べた．

いま，母集団は十分大きいものとしよう．このとき，無限母集団とみなすことができる．また，その方が話は簡単になる．これを 2 項母集団と呼ぶ．すなわち，標本中の属性Aを有する個体数は 2 項分布に近似できることにな

る．個体 i が属性 A をもつときは 1，もたないときは 0 の値を取る確率変数 $X$ を考えると，標本中，A を持つものの割合（標本割合）$\hat{p}$ は，次のように表される（1章12ページ参照）．

$$\hat{p} = \sum_{i=1}^{n} x_i / n$$

母集団において属性 A をもつ個体の割合を $p$，もたないものの割合を $q$ ($0 \leq p, \, q \leq 1, \, p+q=1$) とすると，標本割合 $\hat{p}$ は近似的に平均 $p$，分散 $pq/n$ の正規分布に従うことが知られている．したがって $\hat{p}$ が $p$ を中心として $\pm 1.96\sqrt{pq/n}$ の範囲にはいる確率は，正規分布の性質により，おおよそ 0.95 となる．ここで $\sqrt{pq/n}$ は $\hat{p}$ の標準誤差である．実際に信頼区間を求める際には，下のように標準誤差の推定値 $\sqrt{\hat{p}\hat{q}/n}$ で置き換える（ただし $\hat{q}=1-\hat{p}$）．

平均の場合と同じように考えて，標本の大きさ $n$ が十分大きいとき（おおむね $n\hat{p}>5$ かつ $n\hat{q}>5$ が目標），母集団の割合 $p$ の 95％信頼区間は

$$\hat{p} - 1.96\sqrt{\hat{p}\hat{q}/n} < p < \hat{p} + 1.96\sqrt{\hat{p}\hat{q}/n} \tag{4.2}$$

と表現できる．

ある地区の味噌汁の摂取状況を調べるために無作為に100名を抽出したところ，そのうち35名が「毎日味噌汁を食べている」と答えた．この地区における毎日味噌汁を摂取している者の割合 $p$ の 95％信頼区間は，

$$1.96\sqrt{(0.35 \times 0.65)/100} = 0.093 \tag{4.3}$$

より，

$$0.35 - 0.093 < p < 0.35 + 0.093$$
$$0.26 < p < 0.44$$

となる．すなわちこの地区で毎日味噌汁を摂取している者の割合は，少なく見積もっても 25％以上，多く見積もっても 45％以下ということになる．

以上見てきたように，母集団の平均や割合を推定する場合，信頼限界は標本の大きさに依存し，標本が大きいほど 95％信頼区間は狭くなる，すなわち，推定の精度がよくなることがわかる．

そこで，調査計画に際しては，望ましい精度をもつ推定値を得るに標本サイズをどのくらいに設定すべきか，ということが問題になろう．この例の場合，実際に利用するには信頼区間がやや広すぎる感じがする．割合の信頼区

間を，たとえば，±4％の範囲に設定するのは標本サイズをどの程度にしたらよいか，計算してみよう．上記の(4.3)式における標本サイズを未知数 $n$，右辺を 0.04 とおくと，次式が得られる．

$$1.96\sqrt{0.35\times 0.65/n}=0.04$$

これを $n$ について解くと，

$$n=(1.96/0.04)^2\times 0.35\times 0.65=546$$

と算定される．よって，標本サイズを550程度に増やす必要がある．この計算で問題なのは，割合の推定値 $p=0.35$ が調査結果から得られる値であることである．この値には予備調査や他の調査結果から入手されるおおよその値を用いればよい．また，この $p$ の値が多少変わっても求める標本サイズには大して影響しないものである．

つぎに，母集団の大きさを考慮した場合を説明しよう．母集団の大きさを $N$ とおくと，$p$ の標準誤差はつぎのように有限母集団修正（50ページ参照）を乗じたものになる．

$$\sqrt{pq/n}\times\sqrt{(N-n)/(N-1)}$$

上述の例で，対象地区の人口，すなわち，母集団の大きさが1千であったとすると，大きさ100の標本（抽出率10％）に対する標準誤差の推定値は，

$$\sqrt{(0.35\times 0.65)/100}\times\sqrt{(900/999)}=0.0477\times 0.949=0.0453$$

と算定される．有限母集団修正項は常に1より小さいから，修正を行えば標準誤差は常に小さくなるが，抽出率がかなり大きくならないと，目立った影響はでてこない．抽出率が小さいときに有限母集団修正を無視できるということは，1万人から100人抽出した場合（抽出率1％）も10万人から100人抽出した場合（抽出率0.1％）も，標準誤差は事実上変わらないことになる．この点は，一般常識から予想されるものとはかなり違うものとして，十分注意する必要がある．

#  統計的推論 ─検定─

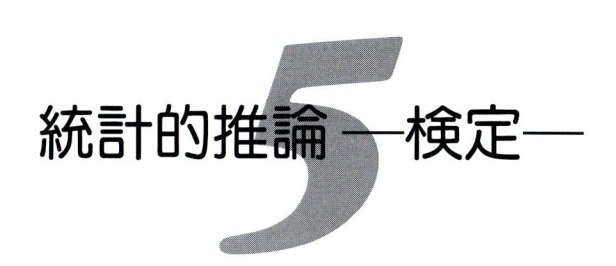

## 1　仮説検定の考え方

　ある病気に対する新しい治療薬が開発されたが，有熱期間は従来の薬に比べて短くなったかどうか，A地区とB地区では高血圧者の割合に差があるかどうか，C地区の食塩摂取量は全国平均に比べて多いかどうか，など，2つの平均や割合を比較することはきわめて多い．このように平均や割合に差異があるかどうかをデータに基づいて検討する方法として**仮説検定** test（略して単に検定ということもある）がある．

　仮説検定では仮説の立て方が大切である．実際には「差がある」ことを立証したいのだが，2つの集団の間には「差がない」という仮説を立てる．母集団の平均の検定ならば，「2つの母集団の平均は等しい」，2つの母集団のある属性をもった個体の割合の検定ならば「2つの母集団のある属性を持つ個体の割合は等しい」という仮説を立てる．これを**帰無仮説** null hypothesis と呼び，通常 $H_0$ で表す．帰無仮説とは「無に帰する」，すなわち，否定されるべき仮説という意味である．これに対して実際に立証したい事柄，すなわち帰無仮説に対立する仮説を**対立仮説** alternative hypothesis といい，通常 $H_1$ で表す．

　対立仮説の立て方には，2つの場合がある．2つの母集団の平均を $\mu_1$, $\mu_2$ とし，帰無仮説として

$$H_0 : \mu_1 = \mu_2$$

を考えたとする．この場合の対立仮説としては一般に

$$H_1 : \mu_1 \neq \mu_2$$

を立てる．このような対立仮説を設定して行う検定を**両側検定** two-sided test という．これに対して，すでに同様の調査や研究で結果が一方向に向くことがわかっている場合の検定など，事前に今から行う検定に関する信頼できる情報がある場合には，対立仮説を

$$H_1 : \mu_1 < \mu_2 \quad (\text{または } \mu_1 > \mu_2)$$

と立てて検定を行う．この場合の検定を**片側検定** one-sided test と呼ぶ．一般的には両側検定を行うが，片側検定を行う場合には検定の前に従来の情報に基づき片側検定で行うことを決定しておく必要がある．両側検定の結果を見て再度片側検定をやり直すのは正しい推論の方法とはいえない．

　割合の検定の場合も同様で，2つの母集団のある属性を持つ個体の存在する割合をそれぞれ $p_1, p_2$ とすると，帰無仮説は

$$H_0 : p_1 = p_2$$

であり，対立仮説を

$$H_1 : p_1 \neq p_2$$

と立てた場合が両側検定，

$$H_1 : p_1 < p_2 \quad (\text{または } p_1 > p_2)$$

と立てた場合が片側検定である．

　実際の検定では帰無仮説のもとで観察された事象（標本間の平均の差や，ある属性を持つ個体の標本に含まれる割合の差など）が起こる確率 $p$ はどの程度かを計算する．帰無仮説のもとで観察された事象の起こる確率 $p$ が比較的大きい，たとえば5％より大きい場合，観察された差は偶然にいくらでも起こりうる程度のものと判断し，帰無仮説を否定しない．一方，上記の確率が非常に小さい，たとえば5％以下の場合，

　① 帰無仮説は正しいが，標本抽出変動によって偶然まれな現象が起こった．

　② 最初に立てた帰無仮説が誤っていた．

のいずれかであると考える．そして，①の考え方を捨てて，②の考え方，すなわち帰無仮説を否定して対立仮説を採用する．つまり，標本平均や標本割合の差は標本誤差だけでは説明がつかず，そもそも母集団で差があると考える．判断の基準になる確率（上記の例では5％）を有意水準という．

表5-1 母集団の真の姿と仮説検定の結果の関係

|  |  | 母集団の真の姿 | |
|---|---|---|---|
|  |  | ある | 差がない |
| 仮説検定の結果 | 差がある | ○ | 第1種の過誤 |
|  | 差があるとはいえない | 第2種の過誤 | ○ |

　ここで注意しなければならないのは，$p$が5％より大きい場合，帰無仮説を棄却できないが，これは「帰無仮説は正しい」という保証ではないということである．すなわち標本平均や標本割合に差がみられたのは，母集団に差があるためか，あるいは標本誤差のためなのか，あるいは両者が複合した結果なのか，データが少ないためにいずれとも判断がつかないということである．したがって結論は「差はない」ではなく，「差があるとはいえない」というべきである．

　さて，母集団の平均や割合に差があるかどうかの真実は1つであるが，仮説検定では「差がある」，「差があるとはいえない」のいずれかの判定を下す．そのため，どちらに判定しても過誤を犯す危険は免れない．これらの起こり得る場合を**表5-1**に示す．

　表中の○は母集団の真の姿が仮説検定の結果に反映されており，正しい判定といえる．**第1種の過誤** type 1 error は，「母集団には差はないのに，検定の結果，差があると判定してしまった」ものであり，通常，第1種の過誤の確率を$\alpha$で表す．逆に**第2種の過誤** type 2 error は「母集団に差があるのに，検定の結果，差があることを見逃した」ものであり，その確率は$\beta$で表す．

　前述の「帰無仮説のもとで観察された事象が起こる確率」$p$が大きいか小さいかを判断するときの基準，すなわち有意水準は，帰無仮説を棄却した場合の第1種の過誤を起こす確率$\alpha$と同じである．「A集団とB集団の収縮期血圧の平均は有意水準5％で有意な差がある」，あるいは「新しい治療法では従来の治療法に比べて後遺症の割合が少ない（$p<0.01$）」という場合，「第1種の過誤を犯した可能性は，たとえあったとしてもその確率は有意水準以下である」ことを意味している．$p$の値を正確に計算するには手間がか

かり，またその必要性も乏しいので，通常は $p$ が 0.05 以下であるかどうか，あるいは 0.01 以下であるかどうかを観察する．

　検定の方法は，常に第 1 種の過誤を犯す確率 $\alpha$ を重視し，これを一定の有意水準以下に抑え，第 2 種の過誤を犯す確率 $\beta$ については可能な限り小さくするという考え方に基づいている．$\beta$ を小さくするには標本サイズ $n$ を大きくすればよい．特に，毒性の有無を判断する問題など見逃しが重大な結果をもたらす場合には $\beta$ の評価が必要になる．

　1 から $\beta$ を減じたものを検定の**検出力** power といい，これは母集団に差がある場合，この差を見逃さない確率，いいかえれば検定の鋭敏さを示す指標である．

## 2　平均に関する検定

### 1 平均の検定

　この方法は母集団の平均 $\mu$ がある既知の値 $\mu_0$ に等しいかどうかを検定するものである．すなわち，帰無仮説は

$$H_0 : \mu = \mu_0$$

まず，正規母集団を仮定する．この母集団から大きさ $n$ の標本を抽出した場合，標本平均 $\bar{X}$ の分布は帰無仮説の下で平均が $\mu_0$，分散が $\sigma^2/n$ となる（ただし $\sigma^2$ は母集団の分散）．通常，$\sigma^2$ は未知であるから，これを標本分散 $s^2$ で置き換えると，前章で述べたように，次の式

$$t = \frac{\bar{X} - \mu_0}{s/\sqrt{n}}$$

は自由度 $n-1$ の $t$ 分布に従う．

　よって $|t| > t_{n-1(0.05)}$（自由度 $n-1$ の両側 5 ％ を示す．186 ページ付表 2）のときは観察された標本平均が出現する確率が 0.05 以下であり，$|t| > t_{n-1(0.01)}$ のときは同じく 0.01 以下であることがわかり，帰無仮説を各々の有意水準で棄却する．

　1980 年の循環器疾患基礎調査では 30 歳台男子の収縮期血圧は，全国平均で 127.9 mmHg であった．ある職場の 30 歳台男子 20 人の血圧を測定した

結果，平均 110.4 mmHg，標準偏差 12.0 mmHg であった．

$$t = \frac{110.4 - 127.9}{\frac{12.0}{\sqrt{20}}} = -6.52 < -2.86$$

より，この集団の血圧の平均が全国値のそれに等しいならば，標本平均が 110.4 以下になる確率 $p$ は，0.01 以下であることがわかる．したがって帰無仮説は棄却され，この職場における 30 歳台男子の血圧の平均は，有意水準 1％で全国平均より低いと判断される．

## 2 2つの母集団の平均値の差の検定（対応がない場合）

2つの母集団から大きさ $n_1$ と $n_2$ の標本を独立に抽出し，標本平均 $\bar{x}_1$ と $\bar{x}_2$，標本分散 $s_1^2$ と $s_2^2$ が得られた場合，母集団の平均 $\mu_1$ と $\mu_2$ に違いがあるかどうかを検定する．帰無仮説は

$$H_0 : \mu_1 = \mu_2$$

である．$n_1 \geq 30$ かつ $n_2 \geq 30$ の場合，帰無仮説のもとで

$$Z = \frac{\bar{X}_1 - \bar{X}_2}{\sqrt{\frac{s_1^2}{n_1} + \frac{s_2^2}{n_2}}}$$

は近似的に標準正規分布に従う．2つの平均の差を問題にする場合，確率変数 $Z$ の観察値 $z$ の計算では，分子は絶対値をとり

$$z = \frac{|\bar{x}_1 - \bar{x}_2|}{\sqrt{\frac{s_1^2}{n_1} + \frac{s_2^2}{n_2}}}$$

として計算する．これが両側検定の場合で，有意水準 5％で $|z| > 1.96$，有意水準 1％では $|z| > 2.58$ が成り立つとき帰無仮説は棄却され，$\mu_1$ と $\mu_2$ には差があると判定される．

ある疾患に対して治療法 $A$ と $B$ を無作為に割り当てたところ，$A$ に 50 人，$B$ に 45 人が当たった．両群で有熱日数を比較したところ，$A$ では標本平均 3.8，標準偏差 1.5，$B$ では標本平均 5.2，標準偏差 1.2 であった．

$$z=\frac{|3.8-5.2|}{\sqrt{\frac{1.5^2}{50}+\frac{1.2^2}{45}}}=5.05>2.58$$

より，有意水準1％で2つの治療法では有熱期間に差があるといえる．

$n_1<30$ または $n_2<30$ の場合，$s_1$ と $s_2$ にさほど大きな差がないならば次の式による $t$ 検定を行う．

$$t=\frac{|\bar{x}_1-\bar{x}_2|}{\sqrt{\frac{1}{n_1}+\frac{1}{n_2}}\sqrt{\frac{(n_1-1)s_1^2+(n_2-1)s_2^2}{n_1+n_2-2}}}$$

両側検定の場合は $t$ 分布表より自由度 $n_1+n_2-2$ の $p=0.05$ の $t$ 値よりも大きい場合には有意水準5％で，$p=0.01$ の $t$ 値よりも大きい場合には有意水準1％で帰無仮説を棄却できる．

先の2つの治療法で $n_1=10$，$\bar{x}_1=3.7$，$s_1=1.7$，$n_2=8$，$\bar{x}_2=5.0$，$s_2=1.5$ という結果を得た場合，

$$t=\frac{|3.7-5.0|}{\sqrt{\frac{1}{10}+\frac{1}{8}}\sqrt{\frac{(10-1)\times1.7^2+(8-1)\times1.5^2}{10+8-2}}}=1.70\text{（自由度：16）}$$

という値を得る．巻末の $t$ 分布表より，自由度16の $p=0.05$ での $t$ 値は2.120であるので帰無仮説は棄却できない．ただしこの場合，先に述べたように「検定の結果，2つの治療法での有熱期間に差はない」という結論ではないことに注意する必要がある．なぜならこの検定では第1種の過誤を犯す確率 $\alpha$ について論じているのであり，第2種の過誤を犯す割合 $\beta$ については何ら言及していないからである（このことはこの章のすべての検定方法について言えることでもある）．

### 3 対応のある場合の2つの平均値の差の検定

投薬前後の血圧の差，右手と左手の握力の差などを比べる一組のデータを，対応のあるデータという．この種のデータが得られるのは次のような場合である．

① 同一個体について一組のデータが得られる場合（自己対応），上記の投薬前後の血圧の差，右手と左手の握力の差など．

② 異なる個体において自然に対が作られる場合（自然なペア），双生児や兄弟のデータ．
③ 異なる個体から人為的に対を作る場合（人為的なペア），ペアマッチングのデータ（81 ページ参照）．

対応のあるデータについて平均値の差や割合の差を検定する場合は，対応を考慮に入れた方法を採用するのが適切である．多くの場合，検出力が高くなるし，交絡（134 ページ参照）の影響を除去することもできるからである．

表 5-2 に，ある減塩料理教室の受講生 15 名の，受講前と受講後のみそ汁の塩分濃度を測定した結果を示した．受講の前後で塩分濃度の差があるということは，後の濃度と前の濃度の差が 0 ではないということと同等である．

**表 5-2　ある減塩教室の 15 名の受講生の，受講前後のみそ汁の塩分濃度**

|  | A | B | C | D | E | F | G | H | I | J | K | L | M | N | O |
|---|---|---|---|---|---|---|---|---|---|---|---|---|---|---|---|
| 受講前の濃度($x$) | 1.8 | 1.0 | 1.1 | 0.7 | 1.5 | 1.0 | 1.1 | 1.0 | 1.4 | 1.2 | 1.0 | 1.3 | 1.2 | 1.2 | 1.3 |
| 受講後の濃度($y$) | 1.6 | 0.9 | 1.3 | 0.5 | 1.3 | 1.1 | 0.9 | 1.0 | 0.9 | 1.0 | 1.3 | 1.0 | 0.7 | 0.9 | 1.0 |
| $d$ ($=x-y$) | 0.2 | 0.1 | −0.1 | 0.2 | 0.2 | −0.1 | 0.2 | 0.0 | 0.5 | 0.2 | −0.3 | 0.3 | 0.5 | 0.3 | 0.3 |

(単位：%)

そこで各人について「前の濃度―後の濃度」（これを $d_i$ とおく）を計算し，標本平均 $\bar{d}$ と標準偏差 $s_d$ を求めると，

$$\bar{d}=0.167 \quad s_d=0.219$$

が得られる．次式は帰無仮説「受講の前後で差なし」のもとで自由度 14 の $t$ 分布に従う．

$$t=\frac{|\bar{d}|}{s_d/\sqrt{n}} \tag{5.1}$$

よって，

$$t=\frac{0.167}{0.219/\sqrt{15}}=2.95>2.15 \quad (自由度：14)$$

となり，有意水準 5 ％で「(前の濃度)−(後の濃度) は 0 」という仮説は否定される．すなわち教室の前後ではみそ汁の塩分濃度は有意に減少したこと

がわかる．

ところで，このデータを機械的に，「対応のない場合」の差の検定式に適用するとどうなるであろうか．

受講前の濃度($x$)の平均と標準偏差は　$\bar{x}=1.193$　　$s_x=0.258$
受講後の濃度($y$)の平均と標準偏差は　$\bar{y}=1.027$　　$s_y=0.269$

これらを対応のない場合の $t$ 検定の式（76 ページ）に代入すると，

$$t=\frac{|1.193-1.027|}{\sqrt{2/15}\sqrt{0.069}}=1.73<2.048（自由度 28）$$

となり，有意水準 5 ％で有意とはならない．

「対応のある場合」の $t$ 式と「対応のない場合」の $t$ 式を比べるとき両者の分子は等しくなるが，後者では分母の値がより大きくなるため，$t$ 値が低下したことがわかるであろう．このように対応のあるデータについては，それを考慮した検定の方が検出力が高くなるのが普通である．

# 3　割合に関する検定

## 1 割合の検定

母集団におけるある属性をもった個体の割合 $p$ が既知の値 $p_0$ に等しいかどうかの検定である．帰無仮説は

$$H_0: p=p_0$$

と表される．

抽出された大きさ $n$ の標本における割合 $\hat{p}$ は，帰無仮説の下で平均 $p_0$，分散 $p_0(1-p_0)/n$ の正規分布に近似的に従う．したがって

$$Z=\frac{|\hat{p}-p_0|-1/(2n)}{\sqrt{p_0(1-p_0)/n}}$$

を求め，$z>1.96$ のとき有意水準 5 ％で，$z>2.58$ のとき有意水準 1 ％で帰無仮説を棄却する（上式の分子第 2 項 $1/(2n)$ を連続性の補正という．92 ページ参照）．

1980 年の循環器疾患基礎調査では，30 歳以上の男女で高血圧者の割合は 20.0 ％であった．$A$ 地区の 30 歳以上の住民 100 名を無作為抽出し血圧を測

定したところ，35名の高血圧者がいた．この結果より，

$$z = \frac{|0.35 - 0.2| - \dfrac{1}{200}}{\sqrt{0.2 \times (1-0.2)/100}} = \frac{0.145}{0.04} = 3.63 > 2.58$$

が得られ，有意水準1％で全国の割合20.0％より大きいことがわかる．

## 2 2つの母集団の割合の差の検定

2つの母集団から大きさ $n_1$，$n_2$ の標本を抽出し，母集団におけるある属性を持つものの割合 $p_1$ と $p_2$ が等しいかどうかを検定する方法である．帰無仮説は

$$H_0: p_1 = p_2$$

である．

それぞれの標本において，属性を持つ個体数を $m_1$，$m_2$ とする．その割合を $\hat{p}_1(=m_1/n_1)$，$\hat{p}_2(=m_2/n_2)$，また2つの標本をあわせた割合を $\bar{p}$

$$\bar{p} = \frac{m_1 + m_2}{n_1 + n_2}$$

とおくと，

$$Z = \frac{|\hat{p}_1 - \hat{p}_2| - \dfrac{1}{2}\left(\dfrac{1}{n_1} + \dfrac{1}{n_2}\right)}{\sqrt{\left(\dfrac{1}{n_1} + \dfrac{1}{n_2}\right)\bar{p}(1-\bar{p})}} \tag{5.2}$$

は帰無仮説の下で近似的に標準正規分布に従う．両側検定の場合は $|z| > 1.96$ のとき有意水準5％で，$|z| > 2.58$ のとき有意水準1％で帰無仮説を棄却できる（上式の分子第2項は連続性の補正）．

2つの地区から50人と60人の男子を無作為抽出し，喫煙者の数を調べたところ，それぞれ30人と47人であった．両地区の喫煙者割合に差があるかどうかを検定すると，

$$\hat{p}_1 = 0.60 \quad \hat{p}_2 = 0.78$$
$$\bar{p} = \frac{30 + 47}{50 + 60} = 0.70$$

より

$$z=\frac{|0.60-0.78|-\frac{1}{2}\left(\frac{1}{50}+\frac{1}{60}\right)}{\sqrt{\left(\frac{1}{50}+\frac{1}{60}\right)\times 0.70\times 0.30}}=1.88<1.96$$

であり，この検定を両側検定で行った場合は帰無仮説は棄却できない．事前に何らかの情報があって（たとえば一方の地区では保健所が重点的に禁煙対策を行っており，その効果を見るための調査であった，など）片側検定で行った場合は，有意水準5％で帰無仮説を棄却できる．

### 3 対応のある場合の2つの割合の差の検定

　平均の検定（76ページ参照）と同様，2つの観測値に対応がある場合の検定である．観測値は対になって得られ項目1が属性Aを持つ割合と，項目2が属性Bを持つ割合の間に差があるかどうかを調べる場合，個々の対の属性の組み合わせは（A，B），（A，B̄），（Ā，B），（Ā，B̄）のいずれかになる．それぞれの組み合わせの数を $a$, $b$, $c$, $d$ とすると，表5-3のようにまとめられる．

**表5-3　対がある標本におけるペア数の考え方**

|  |  | 項目2 | |
|---|---|---|---|
|  |  | 属性Bあり | 属性Bなし |
| 項目1 | 属性Aあり | $a$ | $b$ |
|  | 属性Aなし | $c$ | $d$ |

$a \sim d$ は該当するペア数を表す．

　項目1が属性Aをもつ割合を $p_1$，項目2が属性Bをもつ割合を $p_2$ とすると，検定する帰無仮説は

$$H_0 : p_1 = p_2$$

となる．

　いま，確率変数 $X$ を考え，項目1が属性Aをもつとき，$X=1$，属性Ā のとき $X=0$，同様に，項目2が属性Bのとき，確率変数 $Y=1$，属性B̄ のとき $Y=0$ とする．このデータについて，対応のある平均の差の検定と同じ方法を適用すればよい．$d = X - Y$ とおくと（A，B）の場合 $d=0$，（A，B̄）

では $d=1$, $(\bar{A}, B)$ では $d=-1$, $(\bar{A}, \bar{B})$ では $d=0$ となる．

これら $d$ の平均 $\bar{d}$ は，$(b-c)/n$ (ただし，$n=a+b+c+d$)，また，$d$ の分散 $s_d^2$ は（帰無仮説の下では平均が0だから），

$$s_d^2 = \frac{1}{n}\sum_{i=1}^{n} d_i^2 = (b+c)/n$$

である．よって，77ページ (5.1)式と同様にして，次式が得られる．

$$z = \frac{|\bar{d}|}{s_d/\sqrt{n}} = \frac{|b-c|}{\sqrt{b+c}}$$

確率変数 $Z$ の観察値 $z$ の計算には，通常は次のような連続性の修正をほどこした式が用いられる．

$$z = \frac{|b-c|-1}{\sqrt{b+c}}$$

両側検定では $z>1.96$ で有意水準5％，$z>2.58$ で有意水準1％で帰無仮説を棄却できる．

いま，40人の被検者に，A，B2種の睡眠薬を与え，その薬効を比較するため，各被検者にまず，Aの薬を与えてテストし，一定期間後にBの薬をテストして，次のような結果を得た（ただし，薬を与える順序の効果は一応考慮しないこととする）．

A剤，B剤とも有効だったもの($a$)23人，A剤のみ有効だったもの($b$)10人，B剤のみ有効だったもの($c$)2人，残り($d$)は両方無効であった．このデータでは，A剤が有効だった割合は $(23+10)/40=0.825$，B剤が有効だった割合は $(23+2)/40=0.625$ である．

この両剤の有効率を比較するため，対応のある割合の差の検定を適用すると

$$z = \frac{|10-2|-1}{\sqrt{10+2}} = 2.20 > 1.96$$

となり，有意水準5％でA剤の方が有効率が高いと判定される．

データが対になっていることを考慮せず，2つの独立な標本であるかのようにみて，割合の検定を行うと，79ページ(5.2)式より

表 5-4 ビュルガー病の症例・対照研究の例
（マッチド・ペア法）

|  |  | 対照 | | 計 |
|---|---|---|---|---|
|  |  | 喫煙（＋） | 喫煙（−） | |
| 症例 | 喫煙（＋） | 35 | 25 | 60 |
|  | 喫煙（−） | 4 | 3 | 7 |
|  | 計 | 39 | 28 | 67 |

$$z=\frac{|0.825-0.625|-\frac{1}{2}\left(\frac{1}{40}+\frac{1}{40}\right)}{\sqrt{\left(\frac{1}{40}+\frac{1}{40}\right)\times 0.725\times 0.275}}=1.75<1.96$$

となり，有意水準5％で有意にならない．

　同一個体について2つの薬剤を比較すれば個体差による変動を小さくできるはずである．これを無視した解析を行えば，検出力が落ちるのは当然であろう．

　疫学研究においては，交絡因子を（134ページ参照）制御する一つの方法としてマッチングを行うことも多い．患者対照研究では，1名の患者に対し，たとえば性・年齢を一致させた対照を1名選んできて曝露要因の比較を行う．このとき，マッチさせた性や年齢が患者と対照間で一致するため，これらが交絡因子として作用することを制御できる．このような対照の選び方を**マッチド・ペア法**とも呼ぶ．

　この場合，前述の例とは異なり，人為的にペアを作って割合の差を観察している．しかし，対応させて2つの割合の差を観察する点では，手法として変わらない．**表 5-4** はマッチド・ペア法を用いたビュルガー病（下肢の動脈の閉塞を主症状とする難病）の症例対照研究の例である．

　この表は，合計67組のペア（症例67人，対照67人）において，症例・対照ともに喫煙者35組，症例のみが喫煙者25組，対照のみが喫煙者4組，共に非喫煙者3組であることを示している．喫煙者の割合は症例群60/67（90％），対照群39/67（58％）になる．検定する帰無仮説は「症例と対照にお

いて喫煙習慣に差はなし」であり，前例と同じ検定式が適用できる．

$$z=\frac{|25-4|-1}{(25+4)}=3.71>1.96（5％有意水準）$$

より，症例群に喫煙者が有意に多いと判定された．なお，検定基準値 $z$ は有意水準 1％の棄却値である 2.58 も越えており，著しく有意といえる．

# 4 推定，検定の適用における諸問題

これまで，推定，検定の考え方と計算方法について一通り述べてきたが，つぎに，実際に適用する際の問題点について考えてみよう．

## 1 推定と検定

まず，次の仮想的な状況を例に考えてみる．

① ある地域において成人病の集団健診を実施したところ，50 歳台の健診受診者 600 名のうち 34.0％が高血圧と診断された．母集団の高血圧割合の 95％信頼区間を算定すると，

$$0.340\pm1.96\sqrt{0.340\times0.660/600}=0.340\pm0.038$$

となり，母集団の高血圧割合は 30.2％〜37.8％の範囲にどこかにあると推定される．

いま，全国調査における同年齢層の高血圧割合は 30％であるとする．この全国値と対象集団の値を比較するため両側検定の式を適用すると，

$$t=\frac{|0.34-0.3|}{\sqrt{0.3\times0.7/600}}=2.14>1.96$$

となり，有意水準 5％で全国値より有意に高率と判定される．

さて，この推定と検定のいずれの推論形式を採用すべきであろうか．推定と検定は目的が違うようにもみえるが，それは形式上の問題である．一般に，この例のように標本サイズのかなり大きいときは，詳細な情報を伝える区間推定が適切といえよう．検定では"有意"あるいは"非有意"という，二者択一の判定，それも単に，"差は偶然とは思えない"という判定が下されるに過ぎないのである．

② ある職場の健診受診者 40 人には 19 人の高血圧者が含まれていた．こ

の場合の高血圧割合47.5％の95％信頼区間は，
$$0.475 \pm 1.96\sqrt{0.475 \times 0.525/40} = 0.475 \pm 0.155$$
となり，母集団割合は32.0％〜63.0％という広い範囲のどこかにあると推定されるが，この場合，母割合が下限付近に存在する場合と上限付近に存在する場合では約2倍の違いがあり，実際上，推定値としてはほとんど役に立たない．

しかし，全国値（同じく30％）と比較する検定を行うと，
$$t = \frac{|0.475 - 0.3|}{\sqrt{0.3 \times 0.7/40}} = 2.42 > 1.96$$
となり，有意水準5％で有意に高い．この例では標本サイズは小さいが観察された差が著しく大きいため有意と判定されたのである．

このように，標本サイズが小さい場合には，区間推定は有用といえず，観察結果の偶然性を二者択一の形で評価する有意性検定で我慢せざるをえない．有意な結果を得ることを研究の究極のねらいと考えるのは正しくない．かなりの差が観察されてもデータ数の不足のため有意にならない場合は，むしろ今後のデータ収集の結果に期待がもてることもあろうが，大量のデータによるわずかな差はたとえ有意になっても実際上，何ら有用な情報にならないことが多い．

## 2 両側検定と片側検定

両側検定と片側検定とは対立仮説の立て方が異なること，片側検定の方が検出力が強いことは，すでに述べた．検定の方法としては検出力が強い方が望ましいから，解析者はできることなら片側検定を採用したいであろう．

いま，ある対象群における高血圧割合が一般集団より高いのではないか，と疑いをもっている場合，対立仮説は片側に，すなわち，「対象群の高血圧割合は一般集団より高い」とおきたいのが普通であり，両側の対立仮説を想定して研究を進める者はいない．

しかし，片側検定が認められるには，片側しか起こり得ない，という事前の情報が要請される．情報としては，解析の対象であるデータ以外のもの，それは実質科学に関する知識などである．この余分の情報が検定の検出力が高めるものと考えればよい．たとえば，大気汚染の高濃度地区と低濃度地区

との間で呼吸器疾患の有病率を比較する場合，汚染物質の化学的性質，薬理作用，毒性などを考慮すれば当然，片側検定が採用できる（72ページ参照）．

### 3 統計的推論の前提条件

　統計的推論とはある種の確率を計算することである．計算には様々な前提条件が要請される．たとえが，$t$ 分布を用いた推論では，データが正規分布に従うことが前提である．$t$ 分布は正規分布を基礎に理論的に導かれたものだからである．しかし，実際の現場では，とても正規分布とは思えないデータに適用されることも珍しくない．これは誤りであろうか．実は $t$ 分布による計算はデータの分布がある程度正規分布からずれていても，大きな支障とはならないことが知られている．このように前提条件の多少のくずれがあっても，適用の大きな妨げにならないことを，**頑健性**があるという．一概にはいえないが，通常，使用されている統計的方法の多くはかなり頑健なものとみてよい．

　確率計算は無作為抽出が前提になっている．無作為抽出の標本は，各個体は等しい確率で互いに独立に抽出されたものである．無作為抽出でなくても，結果的にこの状況がほぼ満たされるならば，統計的推論に支障はきたさない．母集団リストから一定間隔で抽出する系統抽出（4ページ参照）の標本がその例である．一方，無作為抽出をしたつもりでも何らかの原因で偏りの入る場合もある．検定で有意の結果が得られても，標本抽出の偏り（選択バイアスという）が原因かもしれない．統計的推論において，標本の無作為性は不可欠な前提条件である．

　統計的推論は観察された標本データから母集団の特性を推論するものである．そこで標本と母集団の対応が問題になる．実在する対象集団が母集団になる場合，両者の関係に問題は生じない．また，よく制御され，独立に試行された実験データの場合は，仮想的な無限母集団からの標本と考えることにより，両者の関係を構成することができる．標本と母集団の関係がしばしば問題になるのは，ある対象群からのデータを，より広い母集団からの標本と解釈する場合であろう．

　いま，ある地域に存在する50歳台全員を対象にデータを収集したとする．このデータについて統計的推論をする必要があるだろうか．推論するとすれ

ばその母集団は何か．また，このデータは母集団からの無作為抽出になっているか．なかなか難しい問題である．この全数データについて，たとえば，高血圧割合などを推定あるいは検定するのは無意味であろう．しかし，高血圧と味噌汁の塩分濃度のクロス表から関連性の検定を行うことは，必ずしも無意味とは思えない．両者に因果関係を想定するとき，それはこの地域を越えた普遍性が考慮されるからである．そして母集団を明確にはできないが，一つの標本データとみなすことができる．もちろん，無作為抽出ではないから何らかのバイアスが入る可能性について考察する必要はある．

# 6 分割表による検定

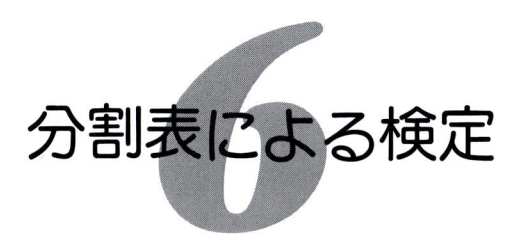

## 1 分割表による検定

　調査票から特定の 2 つの項目を選び，項目内容をクロスさせて集計することを，クロス集計，得られた集計表を，**分割表** contingency table あるいはクロス表と呼ぶことは，2 章 2（26 ページ）において述べた．クロス集計の目的は，両項目間の関連性を調べることである．ここでは分割表に関し，関連性の検定を中心に述べる．

　分割表は質的データ（あるいは階級分けされた数量データ）について作成される．一方の項目のカテゴリーの個数を $R$，他方のそれを $C$ とすると，$R$ 行（$R$ は行を意味する row の頭文字），$C$ 列（同じく $C$ は column の頭文字）の分割表ができる．これを $R \times C$ の分割表と呼ぶ．ここでは実用上最も重要な $2 \times 2$ 分割表についてくわしく述べ，次に，$2 \times R$ の分割表に関する諸問題を取り上げる．一般の $R \times C$ 分割表については他の教科書を参照してほしい．

## 2 2×2 分割表

### 1 2 変量の 0-1 データ

　2 肢選択は，調査票で最も普通に用いられる質問形式である．したがって，分割表の中でも $2 \times 2$ 型が作成される頻度はきわめて多い．また，$2 \times 2$ 型は

表6-1 指しゃぶりの習癖と不正咬合の関係

| 指しゃぶり＼不正咬合 | あり | なし | 計 |
|---|---|---|---|
| 習癖あり | 24 (13.0) | 161 (87.0) | 185 (100) |
| 習癖なし | 16 ( 6.4) | 234 (93.6) | 250 (100) |
| 計 | 40 | 395 | 435 |

（　）内の数値はパーセントを表す

分割表の基本型であり，その意味でも 2×2 分割表の性質を理解することは大切である．

2肢選択の質問から得られる2カテゴリーデータには，1あるいは0の得点を付与し，0-1データとして扱うのが便利である（1章4の④12ページ参照）．2つの項目をクロスさせるとは，2項目のデータを1対として扱うこと，言い換えれば，2変量データとみなすことである．2×2分割表は，2変量0-1データを集計したもの，といえる．

表6-1 は，ある保健所が行った3歳児健診の質問票より，指しゃぶりの習癖と歯の不正咬合に関する項目を取り上げて，クロス集計したものである．対象者435人のデータは，まず指しゃぶり習癖の有無と不正咬合の有無により，4通りに分類され，しかるのち，縦横に和がとられ「計」の欄（周辺ともいう）が算定された．

両項目の因果関係を考えると，指しゃぶりは原因，不正咬合は結果にあたる．それゆえ，両者の関連をみるにはパーセントを横にとるべきであろう（26ページ参照）．不正咬合の割合は，「指しゃぶり習癖あり」群では13％，「同習癖なし」群では6％で，前者の方が2倍以上も高い．両者の間には何らかの**関連性** association がありそうに思われるが，これも偶然生じたのかもしれない．そこで関連性の有意性検定が必要になる．

ここで，分割表の記法を与えておこう．各項目の回答「はい」を1に，「いいえ」を0に対応させ，A，B両項目とも「はい」の数を，$n_{11}$，Aは「はい」，Bは「いいえ」の数を，$n_{10}$（添字は左から行，列を表す），以下同様，とおけば，2×2分割表は，一般に**表6-2**のように書くことができる．

ここで，$n_{\cdot 1}$, $n_{\cdot 0}$ は縦の和（列を固定し行を動かした和），$n_{1\cdot}$, $n_{0\cdot}$ は横

表 6-2　2×2 分割表の記法

| A \ B | あり | なし | 計 |
|---|---|---|---|
| あり | $n_{11}$ | $n_{10}$ | $n_{1.}$ |
| なし | $n_{01}$ | $n_{00}$ | $n_{0.}$ |
| 計 | $n_{.1}$ | $n_{.0}$ | $n$ |

の和（行を固定し列を動かした和）を表すものとする．

## 2 関連性の検定

　両項目間の関連性の検定は，また，独立性の検定と呼ばれることもある．この検定の帰無仮説は，「両項目の間に関連性はない」とも，「項目は互いに独立である」とも表現できる．先の例でいえば，「指しゃぶりの習癖と歯の不正咬合とは独立である」が，帰無仮説となる．両者が独立であればその積事象「指しゃぶり習癖があり，かつ，不正咬合があり」の確率は，それぞれの事象の確率の積で表される（3 章 38 ページの「乗法の法則」参照）．

　いま，この表の周辺（合計欄）の値により「指しゃぶり習癖あり」と「不正咬合あり」の割合を求めると，それぞれ 185／435 と 40／435 が得られる．よって，帰無仮説が真であると仮定すると，両者の積事象の確率は，(185／435)×(40／435) で推定される．また，その度数は確率に標本の大きさを乗じた値で推定されるので，(185×40)／435 となる．これを**期待度数**と呼ぶ．これに対し観測された度数を，**観測度数**と呼ぶ．

　先の例で「指しゃぶり習癖あり，かつ，不正咬合あり」の観測度数は 24 であるのに対し，期待度数は 17.01 であった．有意性検定は両者の開きについて，偶然性の度合を評価するものである．**表 6-3** は 4 つのます目の期待度数を示している．

　2×2 分割表では 4 個の観測度数が得られるが，その和 $n$ は分類前から決まっているから，自由に動ける観測値は 3 個である．ところで，期待度数は周辺の値を用いて算定された．このことは各ます目の期待度数の縦横の和が，周辺の値に一致することを意味している．したがって，1 つのます目の期待

表 6-3　表 6-1 の期待度数

| 指しゃぶり＼不正咬合 | あり | なし | 計 |
|---|---|---|---|
| 習癖あり | 24 (17.01) | 161 (167.99) | 185 |
| 習癖なし | 16 (22.99) | 234 (227.01) | 250 |
| 計 | 40 | 395 | 435 |

（　）内の数値は期待度数を表す
$\chi^2=5.50$（イエーツの補正なし）
$\chi^2=4.74$（イエーツの補正あり）
$\phi=0.11$

度数を算出すれば，残りのます目の値は周辺からの引き算で直ちに求められる．つまり，期待度数の自由度は1つしかないことになる．このことは観測度数についても周辺があらかじめ与えられているかのように扱うことを意味する（実際には4つのます目の値が先に与えられるのだが）．統計学では理論を構成する際，このように現実とは異なる状況を設定することがしばしばあるので，注意してほしい．表 6-3 の分割表で，ます目の（　）内の値は期待度数を示している．

観測度数と期待度数の開きは，次の $\chi^2$ 統計量の値で評価される．

$$\chi^2=\Sigma\{(観測度数-期待度数)^2/期待度数\}$$

ここで，$\Sigma$ は4つのます目についての和を意味する．

表 6-1 の数値を入れると，各ます目の観測度数と期待度数の差は，6.99 または $-6.99$ になり，絶対値はすべて等しいことがわかる．よって，$\chi^2$ 統計量は次のようにまとめられる．

$$\chi^2=6.99^2\left(\frac{1}{17.01}+\frac{1}{167.99}+\frac{1}{22.99}+\frac{1}{227.01}\right) \tag{6.1}$$

この $\chi^2$ 統計量は帰無仮説が真のとき，近似値に自由度1の $\chi^2$ 分布に従うことが知られている．自由度1の $\chi^2$ 分布とは，標準正規分布に従う確率変数の平方の分布である．また，自由度1の $\chi^2$ 分布に従う，互いに独立な $k$ 個の確率変数の和の分布を，自由度 $k$ の $\chi^2$ 分布という．

4つのます目についての平方式

$$\{(観測度数-期待度数)/\sqrt{期待度数}\}^2$$

が，(6.1)式のように1つにまとめられたのは，4個の平方の和として表されていても，本来，自由度が1であるためである．

さて，この例の$\chi^2$統計量の値は5.50であった．付表3（187ページ）の$\chi^2$分布表より，自由度1の場合，上5％点は3.841であることがわかる．すなわち，帰無仮説が真のとき，$\chi^2$統計量の値が3.841を越える確率は5％以下である．したがって，有意水準5％で，観測度数と期待度数の開きは有意と判定され，帰無仮説は否定されることになる．指しゃぶりの習癖のある子に，不正咬合がより多く観察されたのは，偶然とは思えない，と判定されるのである．

### 3 2×2 分割表に関する注意

**簡便な計算式**

2×2分割表の場合，$\chi^2$統計量の自由度は1であるので，次のように1つの平方式にまとめられる．

$$\chi^2 = \frac{(n_{11}n_{00} - n_{01}n_{10})^2 n}{n_1.n_0.n_{.1}n_{.0}} \tag{6.2}$$

先に与えた式と上の式とは数学的に同値であり，計算結果は全く一致する．ただ，(6.1)式では，期待度数に丸めの誤差（4捨5入の誤差）が含まれるので，多少の食い違いが起こる．上の式による計算は，もっとも単純な機能しか持たない電卓でも，中間の値を1回メモするのみで連続的にでき，便利である．

上の式は，超幾何分布を用いて導くこともできる．まず，(6.2)式の分子の（　）内をつぎのように書き改め，

$$n_{11}nn_{00} - n_{01}n_{10} = n_{11}n - (n_{11}+n_{01})(n_{11}+n_{10}) = n_{11}n - n_{.1}n_{1.}$$

さらに，式の分母，分子を$n^3$で割ると，次式のように書き換えられる．

$$\chi^2 = \frac{(n_{11} - n_{.1}n_{1.}/n)^2}{n_{1.}n_{0.}n_{.1}n_{.0}/n^3}$$

ところで，この式では$n_{11}$以外はすべて周辺の値からなり，それらは固定された値とみなしている．さらに，帰無仮説（関連性なし）の下では，$n_{11}$の値は超幾何分布に従うことがわかる．そこで48ページで定義した超幾何分布に記号を対応させ，$n_{11} \to k$, $n \to N$, $n_{.1} \to n$, $n_{1.} \to M$, $n_{0.} \to N-n$, $n_{0.} \to N-M$と置き換えると，分子（　）内の$n_{.1}n_{1.}/n$は$nM/N$となり，超

幾何分布の平均の式に一致することが確かめられる．また，分母の $n_1 \cdot n_0 \cdot n_{\cdot 1}$ $n_{0\cdot}/n^3$ は $M(N-M)n(N-n)/N^3$ となり，これまた，超幾何分布の分散の式に事実上等しい．超幾何分布が2項分布で近似され，さらに，それが正規分布で近似されることはすでに述べた．よって，変数 $n_{11}$ から平均を引いて標準偏差で割ったものは標準正規分布で近似されることになり，それを二乗した形の上式は自由度1の $\chi^2$ 分布に近似的に従うのである．

**イエーツの補正**　$\chi^2$ 統計量の値は，観測度数から算定されるゆえ，当然離散的な値になる．これを連続分布である $\chi^2$ 分布で近似させると，結果には一定の偏りが生ずる．しかし，この偏りは，**イエーツの補正**（または**連続性の補正**）と呼ばれる簡単な補正法により，著しく改善されることが知られている．

その方法は(6.1)式の場合，観測度数－期待度数の絶対値から 1/2 を引けばよい．また，(6.2)式では，分子の平方の中を，

$$|n_{11}n_{00} - n_{01}n_{10}| - n/2$$

で置き換えればよい．

表6-1の例について，イエーツの補正を行った結果，$\chi^2$ 統計量の値は，4.74 と小さくはなったが，やはり 3.841 を越えている．

イエーツの補正を行えば，$\chi^2$ 統計量の値はつねに小さくなる．つまり，検定はそれだけ保守的，すなわち，有意な結果が得られにくいことになる．この補正に対し異論もあるが，一般にはイエーツの補正を行う方が無難であろう．

**フィッシャーの直接確率計算法**　$n$ の値が小さくなると，$\chi^2$ 統計量による $\chi^2$ 分布への近似が悪くなる．特に，期待度数に5未満のものが含まれるとき，$\chi^2$ 分布を用いた検定は適切でない，といわれている．このような場合について，超幾何分布を用いた正確な検定法が提案されており，**フィッシャーの直接確率計算法**と呼ばれている．

表6-4 は，妊娠時の血圧異常と低体重児出産との関連を示すデータで，説明のため，実際のデータを約 1/6 に縮小してある．妊娠時に血圧異常がみられた母親からは，正常血圧者に比し，かなり高い比率で低体重児が生まれていることが，表より読み取れよう．血圧異常者が低体重児を出産した例は，

表 6-4　母親の妊娠中血圧と低体重児出産の関係

| 妊娠中血圧＼出生時体重 | 低体重 | 正常 | 計 |
|---|---|---|---|
| 異常あり | 2 (0.38) | 7 (8.62) | 9 |
| 異常なし | 5 (6.62) | 154 (152.38) | 159 |
| 計 | 7 | 161 | 168 |

( ) 内は期待度数
$\chi^2 = 7.76$（イエーツの補正なし）
$\chi^2 = 3.72$（イエーツの補正あり）
$\phi = 0.21$

2例であるが，その期待度数は0.38であるゆえ，期待値の約5倍にもなっている．ここで$\chi^2$統計量の値を求めると，$\chi^2=3.72$となり，有意水準5％で有意にならない*．

一方，期待度数には0.38と，5よりかなり小さいものを含むので，先に述べた$\chi^2$検定の適用に要求される条件を満たしておらず，検定結果に疑問が残る．そこで超幾何分布による正確な確率を求めてみよう．血圧異常者の低体重児出産例が2例と，期待度数を上回ったので，このます目の度数が2以上になる確率を求め，その値が有意水準より小さいかどうか調べればよい．この確率は，同じます目の度数が1以下になる確率を算出し，これを1から引く方が容易に求まる．

周辺を固定して左上のます目が0また1になるケースを**表6-5**に示した．対象者168人に含まれる9人の妊娠時血圧異常者のうち，1人も低体重児を出産しない確率，1人だけ出産する確率は，次の超幾何分布の式により算出される．

$$\binom{7}{0}\binom{161}{9}\bigg/\binom{168}{9}, \quad \binom{7}{1}\binom{161}{8}\bigg/\binom{168}{9}$$

ただし，記号$\binom{n}{r}$は${}_nC_r$と同じで，異なる$n$個のものから$r$個とる，組み合わせ数を表す．

---

＊　この場合，イエーツの補正をしないと$\chi^2=7.76$と，著しく大きな値になることに注意．

表 6-5　フィッシャーの直接確率計算法に用いる表
（母親の妊娠中血圧異常と低体重児出産の例）

|     | 低 | 正 | 計 |     | 低 | 正 | 計 |
| --- | --- | --- | --- | --- | --- | --- | --- |
| あり | 0 | 9 | 9 | あり | 1 | 8 | 9 |
| なし | 7 | 152 | 159 | なし | 6 | 153 | 159 |
| 計 | 7 | 161 | 168 | 計 | 7 | 161 | 168 |

　計算の結果，それぞれの確率は 0.6752, 0.2780 であった．よって両者の和は 0.9532，血圧異常者で低体重児出産が 2 例以上になる確率は 0.0467 になる．有意水準 5％の場合，両側検定では片側の確率が 2.5％以下になったとき，有意と判定されるので，このケースは有意にならない．表 6-4 の例は，$\chi^2$ 検定（$\chi^2$ 分布を用いた検定の意味）でも，直接確率計算法でも同じ結論が得られたことになる．

　最近の研究によれば，先に述べた $\chi^2$ 分布への近似の条件は厳し過ぎる，といわれる．たとえばコクランは，$n<20$ のとき，あるいは $20 \leq n < 40$ で期待度数 5 未満を含むときにのみ，直接確率計算法を用いるよう，提案している．

**$\chi^2$ 統計量による割合の差の検定**

　2 つの 2 項母集団からの独立な標本について，母割合の差を検定する方法は 5 章 3 で述べたが，このデータを分割表として表現し，$\chi^2$ 検定を適用することもできる．この場合，まず周辺にそれぞれのデータ数（あらかじめ定められた）が入り，ついで 4 つのます目に観察結果が入るところが異なる．分割表が完成した後は，独立性の検定と同じ $\chi^2$ 統計量により検定すればよい．正規分布による割合の差の検定統計量を平方した式と，$\chi^2$ 統計量の式が一致することは，容易に証明される．

**関連性の指標 ―ファイ係数**

　$\chi^2$ 統計量の大きさは，関連の有意性を示すもので，関連性そのものの強さを表す尺度ではない．関連性が強いとき，$\chi^2$ 値は大きくなるが，この値が $n$ が大きい場合にも大きくなる．次式は関連性の強さを表す指標の 1 つで，**ファイ係数**（正しくは，ファイ係数の絶対値）と呼ばれる．

$$\varphi = \sqrt{\chi^2/n}$$

ただし，$\chi^2$ 値にはイエーツの補正をしないものを用いる．

ファイ係数は 2 変量 0-1 データの相関係数として定義することもできる（相関係数については 7 章を参照のこと）．この定義によれば，関連性の方向を示す正負の符号がつく．その意味も相関係数と同様に考えれば理解しやすい．当然のことながらファイ係数がとる値の範囲も，相関係数と同様（後述），−1〜1 である．

表 6-1 の例では，関連性の検定は有意になったが，ファイ係数は 0.11 と低い値を示している．

## 3　2×R 分割表

2×R の分割表には次の 3 ケースが考えられる．

1) 80 ページで述べた，2 つの母集団の割合の差の検定の拡張で，$R$ 個の集団から得られた，2 肢選択データにより作成される．
2) 同じく 2 の(4)の拡張で，2 つの集団から得られた，多肢選択項目のデータより作成される．
3) 独立性の検定の拡張で，一方の項目が 2 肢選択，他方が多肢選択の場合に作成される．

これらのうち，実際問題において適用されることの多い，1) と 2) について説明する．

### ■1　$R$ 個の集団の割合に関する検定

$R$ 個の集団から独立に抽出された標本について，ある属性に関する割合が得られたとき，各割合の間に有意な差があるかどうか，問題になることがある．この問題はさらに，次の 3 つのケースに分けられる．

① 単純に $R$ 個の集団間に割合の差がみられるかどうか，② 集団間に一定の順序があり，その順序に従って割合が増大（または減少）するか，また，③ 各集団に数量的な共変数が付与されており，その共変数の増大に伴って割合が増大（または減少）するか，という場合である．

ここでは，**表 6-6** の例を用いて，①と③のケースを説明する．②の問題に

ついては，たとえばフライス著・佐久間昭訳「計数データの統計学」（東京大学出版会）を参照されたい．

表6-6は，A～Eの5つの地区に居住する住民を対象に，呼吸器症状に関する質問票調査を実施して，喘息様症状の有症率（一種の割合，117ページ参照）を調べた結果を想定したものである．各地区には大気中汚染物質の測定機関があり，$NO_2$の年平均濃度が与えられている．5つの地区の喘息様症状有症率は，最低3.3％から最高7.2％まで，ばらついている．

①の問題は，これら地区間の有症率に有意差があるかどうか，調べることである．これを割合の一様性の検定という．各集団の母割合を，$p_i(i=1～R)$とおくと，この場合の帰無仮説は，「各集団の母割合はすべて等しい」，式で表せば，

$$H_0: p_1 = p_2 = \cdots = p_R$$

である．

この帰無仮説を検定するには，以下に述べる$\chi^2$統計量を用いればよい．これは$2\times 2$分割表の検定に用いた$\chi^2$統計量を拡張したものである．いま，$i$地区の対象数を$n_i$，有症者数$m_i$，対象者数の合計を$n$，有症者数の合計を$m$とおくと，$i$地区の有症者数の期待度数$e_i$は，

**表6-6 5つの地区の喘息様有症率と$NO_2$濃度の関係**

| 対象地区 | 対象数 $n_i$ | 喘息様症状有症者数 $m_i$ | 同有症率 $\hat{p}_i$ | 年平均$NO_2$濃度 $x_i$ | 回帰による推定有症率 $\tilde{p}_i$ |
|---|---|---|---|---|---|
| A | 550 | 18 | 3.3% | 19 ppb | 3.9% |
| B | 438 | 23 | 5.3 | 22 | 4.4 |
| C | 627 | 30 | 4.8 | 25 | 4.9 |
| D | 461 | 30 | 6.5 | 32 | 6.0 |
| E | 222 | 16 | 7.2 | 43 | 7.8 |
| 計 | 2,298($n$) | 117($m$) | 5.1($\bar{p}$) | | |

$\chi^2 = 7.88$
回帰式のパラメーターの推定値は $\hat{\alpha} = 0.00826$, $\hat{\beta} = 0.00163$
$\chi_S^2 = 6.36$, $\chi_I^2 = 1.53$

$$e_i = n_i m/n$$

同じく，非有症数の期待度数は $e_i'$ は，

$$e_i' = n_i(n-m)/n$$

となる．

よって，求める $\chi^2$ 統計量は，次のように表せる．

$$\chi^2 = \sum_{i=1}^{R}\left\{\frac{(m_i-e_i)^2}{e_i} + \frac{(n_i-m_i-e_i')^2}{e_i'}\right\}$$

ところで，$i$ 地区の有症率 $m_i/n_i$ を $\hat{p}_i$，全地区の有症率 $m/n$ を $\bar{p}$ とおくと，上式は次のように書くことができる．

$$\chi^2 = \frac{1}{\bar{p}\,\bar{q}}\sum_{i=1}^{R}n_i(\hat{p}_i-\bar{p})^2 \tag{6.3}$$

ただし，$\bar{q} = 1 - \bar{p}$

この式の方が計算には便利である．表6-6の数値を代入すると，$\chi^2 = 7.88$ となる．帰無仮説が真のとき，$\chi^2$ は近似的に自由度4（集団の個数-1）の $\chi^2$ 分布に従うことが知られている．$\chi^2$ 分布表より，自由度4の上側5％点は9.49であり，この場合，有意水準5％で有意にはならない．すなわち，5つの地区の有症率に差があるとはいえないことになる．

③の問題は，共変数として $NO_2$ 濃度を用いるものである．上表では，$NO_2$ 濃度の上昇とともに喘息様有症率の増大する傾向がみられる．ここで，有症率と $NO_2$ 濃度に関して，次の直線モデルを設定しよう．

$$p = \alpha + \beta x$$

③の検定は，このモデルについて推定された直線の傾きが，有意であるかどうか，をみることである．これを**割合の傾向性の検定**という．

パラメータ $\alpha$ および $\beta$ は，次の式で推定される．

$$\hat{\beta} = \frac{\sum_{i=1}^{R}n_i(x_i-\bar{x})(\hat{p}_i-\bar{p})}{\sum_{i=1}^{R}n_i(x_i-\bar{x})^2}$$

$$\hat{\alpha} = \bar{p} - \hat{\beta}\bar{x}, \quad \text{ただし，} \quad \bar{x} = \frac{\sum_{i=1}^{R}n_i x_i}{n}$$

得られた直線の式，$\hat{\alpha}+\hat{\beta}x$ を回帰式と呼ぶ（7章3を参照）．回帰式に

よる有症率の推定値を $\tilde{p}_i(=\hat{\alpha}+\hat{\beta}x_i)$ とおくと，(6.3)式の $\chi^2$ は，

$$\chi^2 = \frac{1}{\bar{p}\bar{q}}\sum_{i=1}^{R}n_i(\hat{p}_i-\tilde{p}_i)^2 + \frac{\hat{\beta}^2}{\bar{p}\bar{q}}\sum_{i=1}^{R}n_i(x_i-\bar{x})^2$$

のように，2つの式に分解される．

　上式第1項は，$H_0: p = \alpha + \beta x$ のもとで，近似的に自由度 $R-2$ の $\chi^2$ 分布に従う．第2項は，さらに，$H_0: \beta=0$ のもとで，近似的に自由度1の $\chi^2$ 分布に従う．第1項は直線モデルからのずれをみるもので，$\chi_l^2$（$l$ は linearity の意味）で表す．第2項は傾きをみるもので，$\chi_s^2$（$s$ は slope の意味）と書く．

　表6-6について算出した結果，$\hat{\alpha}=0.00826$ $\hat{\beta}=0.00163$，$\chi_l^2=1.53$，$\chi_s^2=6.36$ が得られた．また，回帰式による有症率の推定値は，表の最後の列に示してある．$\chi_l^2$ の値は，自由度3の $\chi^2$ 分布上側5％点（7.82）よりはるかに小さく，データは線型モデルによく適合していることがわかる．$\chi_s^2$ の値は，自由度1の $\chi^2$ 分布の上側5％点（3.84）より大きく，傾きが有意であることを示している．

　割合の一様性検定で有意にならなかったものが，傾向性の検定で有意になったのは，なぜであろうか．表現は異なるが，両者の帰無仮説は同一である（傾向性の検定のモデルで，$\beta=0$ とおけば，$p_i=\alpha$，すなわち，割合は $i$ によらず一定）．それは，両者の対立仮説が異なるためである．割合の一様性検定の対立仮説は，他と異なる割合が少なくとも1つは存在する，というものである．それゆえ，帰無仮説からのずれに，さまざまな形のものが含まれている．一方，傾向性の検定の場合，対立仮説は $\beta \neq 0$（両側検定）である．すなわち，割合は傾いた直線に沿って並ぶ，という，きわめて特殊なものを扱っている．一般に，制限された範囲のものを対立仮説とする方が，検出力は大きい．両側検定より片側検定の方が検出力が大きいのも同じ理由による．

　表6-6のような例の場合たとえ，割合の一様性検定が有意になったとしても，そのままでは意義はうすい．$NO_2$ 濃度とまったく関係なく，割合の高低がみられたのかもしれないからである．

　$NO_2$ 濃度が高いほど，呼吸器症状有症率が低くなることは，まず起こりえない（$NO_2$ 濃度と他の要因との交絡があれば，起こることはあろうが）．したがって，この場合は片側検定を行うのが，適切と思われる．このとき，

$\chi_s^2$ の 5％棄却域は，$\chi_s^2 > 2.71$ になる．

## 2 多肢選択項目に関する 2 つの集団間の分布の差の検定

3 つ以上のカテゴリーに分類される項目について，分布の差を 2 つの集団で比較する場合にも，次の 2 つのケースが考えられる．1 つは，① 分布の単純な比較であり，他は，② カテゴリーが順序をもつ場合に，順序を考慮に入れた比較である．

表 6-7 は，A，B 2 つの薬剤を，ある疾患をもつ患者に用いたときの治療効果を比較したものである．判定は「著明改善」から「悪化」まで，5 つの順序あるカテゴリーに分けられている．

このデータについて，①の単純な比較を行うには，各カテゴリーの割合を，A，B 両剤について比べればよい．「著明改善」は，A 剤で 14.9％，B 剤で 7.7％であり，「不変」は，A 剤で 25.4％，B 剤では 38.5％と，開きがある．

両群の分布の差の有意性は，表 6-6 のデータの①の場合と同様，次の $\chi^2$ 統計量を用いて検定できる．

$$\chi^2 = \sum_{i=1}^{2} \sum_{j=1}^{R} \frac{(n_{ij} - e_{ij})^2}{e_{ij}}$$

ここで，添字 $i$ は薬剤を，添字 $j$ は効果判定のカテゴリーを表す．その他の記法は表 6-2 で与えたものと同じで，$e_{ij}$ は期待度数*である．母集団 $i$ ($i = 1, 2$) におけるカテゴリー $j$ の割合を $p_{ij}$ とおくと（よって，$\sum_{j=1}^{R} p_{ij} = 1$），検定する帰無仮説は，

$$H_0 : p_{1j} = p_{2j} \ (j = 1 \sim R)$$

となる．この仮説の下で，上の $\chi^2$ 統計量は，近似的に自由度 $R-1$ の $\chi^2$ 分布に従う．

表 6-7 の例について $\chi^2$ の値を求めると，$\chi^2 = 5.02$ が得られる．自由度 4 の $\chi^2$ 分布の上側 5％点は 9.49 であるから，両群の分布に有意な差がある，とはいえない．

以上の $\chi^2$ 検定では，治療効果のカテゴリーが持つ順序の情報を，なんら

---

\* ($e_{ij} = n_i . n_{.j} / n$) である．

表 6-7　2つの薬剤の効果を比較した臨床試験

|  | 著明改善 | 中等度改善 | 軽度改善 | 不変 | 悪化 | 計 |
|---|---|---|---|---|---|---|
| A剤 | 10<br>14.9 | 19<br>28.4 | 20<br>29.9 | 17<br>25.4 | 1<br>1.5 | 67<br>100 |
| B剤 | 5<br>7.7 | 14<br>21.5 | 18<br>27.7 | 25<br>38.5 | 3<br>4.6 | 65<br>100 |
| 計 | 15 | 33 | 38 | 42 | 4 | 132 |

行の下段の数値は各カテゴリーが占める割合（％）
$\chi^2$ 検定では $\chi^2 = 5.02$（自由度 4）
順位和検定では $z = 2.09$（タイの補正なし）
　　　　　　　$z = 2.17$（タイの補正あり）

利用していない．次に，②の順序を考慮した場合を述べよう．

　表 6-7 の例では，A剤の方の分布はB剤のそれより，右方，すなわち，「改善」の方に偏っている．この分布の偏りを評価するには，データ全体を改善度に従って順位をつけ，その平均順位を比較する方法がある．これを，**順位和検定** rank sum test という．

　ところで，同一カテゴリーに入ったデータを同順位に扱わねばならないから，多少の工夫が必要となる．第1のカテゴリーである「著明改善」に入ったデータは，A剤，B剤合わせて15ある．本来はこれに1から15までの順位をつけるのだが，すべて同順（これをタイと呼ぶ）であるから，平均してすべてに8という順位を与える．第2のカテゴリーには33のデータが含まれるが，これには第1カテゴリーの順位の続きで，16から48の順位が当てられるから，平均して32（簡単に (16+48)/2 で算出できる）を与える．同様にして第3カテゴリー以下のデータには，それぞれ，67.5，107.5，130.5 の順位がつくことになる．

　A剤の方の順位の合計（順位和）は，

$$(10 \times 8 + 19 \times 32 + 20 \times 67.5 + 17 \times 107.5 + 1 \times 130.5)$$

を計算し，3996，平均は $3996/67 = 59.64$ となる．B剤の順位和は，4782，また，平均は 73.57 でA剤より大きくなる．分布が左寄りだから，当然のことである．

　両群の標本の大きさを，それぞれ，$n_1$, $n_2$，同じく，順位和を，$R_1$, $R_2$ と書くと，

$$R_1 + R_2 = n(n+1)/2 \quad (\text{ただし，} n = n_1 + n_2)$$

が成り立つ．これを用いて，計算のチェックができる．実際，この例では $n=132$ であり，

$$3996 + 4782 = 132 \times 133/2$$

が検証できる．

全体の平均順位は明らかに，$(n+1)/2$ である．帰無仮説「両群の分布は等しい」を検定するには，A剤（またはB剤）の平均と全体の平均との差の有意性を調べればよい．帰無仮説の下で，順位和 $R_1$ は，平均が $n_1(n+1)/2$，標準偏差が $\sqrt{n_1 n_2 (n+1)/12}$ の正規分布に近似的に従うことが知られている．よって

$$z = \frac{|R_1 - n_1(n+1)/2|}{\sqrt{n_1 n_2 (n+1)/12}} \tag{6.4}$$

の値を算出し，$z > 1.96$ が成り立てば，有意水準5％で，両群の分布に差があると，判定される．

この例では，$z = 2.09$ となり，A剤はB剤に比し，有意に高い治療効果を持つことが示されている．(6.4)式の分子に，$|R_2 - n_2(n+1)/2|$ を用いても同じ $z$ 値が得られることを，注意しておこう．

$R_1$ のより正確な標準誤差として，次の式が与えられている．

$$\sqrt{\frac{n_1 n_2 (n+1)}{12} \left\{ 1 - \frac{1}{n^3 - n} \sum_{j=1}^{R} (n_{\cdot j}^3 - n_{\cdot j}) \right\}}$$

ここで，$n_{\cdot j}$ はカテゴリー $j$ における両群データの和である．この標準誤差を用いた場合，上例の $z$ の値は 2.17 になる．

さて，この例でも，①の検定，すなわち，分布割合の単純な比較では有意にならなかったが，カテゴリーの順序を考慮した検定では有意になった．この検定は，マン-ホイットニーの $U$ 検定と呼ばれるものと同一のもので，分布の平均的な位置のずれに対して鋭敏である．表6-7の例は，まさに両群の分布の位置がずれており，検定はそれを検出したのである．

#  相関と回帰

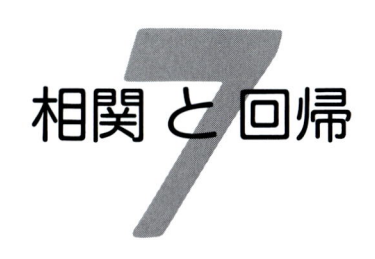

## 1　関連と相関

　観察対象の各個体において 2 つ以上のデータが観察される場合，それぞれのデータの間にどのような関連があるかは興味ある問題である．たとえば国語のテストの成績と数学のテストの成績の関係，身長と体重の関係，年齢と血圧の関係，アルコール摂取量と血中 ALT（GPT）値の関係などである．また，子どもと親の身長の関係といった 1 対 1 の対応のある 2 つのデータについても観察が行われる．いま，一方の項目が他方の項目に影響を及ぼしているときに，たとえば一方の値が増加するに従って他方の値も増加する傾向があるような場合に，2 つの項目には**関連**があるという．

　ある 12 人の年齢と収縮期血圧値のデータが**表 7-1** に示されるようなものであったとする．高齢者の方が血圧も高い傾向があるようである．したがって年齢と血圧の間には関連があることが推察される．そして 2 つの変量の間に直線的な関連がある場合，すなわち一方が増加すれば，その増分に比例して他方も増加または減少する場合，特に**相関** correlation があるという．

表 7-1　ある 12 人の年齢と収縮期血圧のデータ

| 人　　名* | A | B | C | D | E | F | G | H | I | J | K | L |
|---|---|---|---|---|---|---|---|---|---|---|---|---|
| 年　　齢（歳） | 26 | 30 | 34 | 37 | 37 | 42 | 46 | 48 | 50 | 54 | 57 | 60 |
| 収縮期血圧（mmHg） | 132 | 138 | 136 | 150 | 140 | 138 | 148 | 152 | 146 | 156 | 150 | 154 |

＊　年齢の若い順にならべた．

# 2　2変量データ

　このように1対1に対する2種類のデータを観察する場合（2変量データ），両者の関連の有無を視覚的に表す最も良い方法として**散布図** scatter diagram がある．2次元のグラフの $x$ 軸に一方のデータの値を，$y$ 軸に他方のデータの値をとって，各個体の該当する場所に点を打ったグラフである．表7-1の年齢と収縮期血圧の関係を散布図に示す場合，年齢を $x$ 軸，収縮期血圧を $y$ 軸にとると，**図7-1**のようになる．Aの人を表す点は $x$ 軸の年齢が26歳，$y$ 軸の収縮期血圧が132 mmHg である座標上の点（図7-1の一番左下の点）に存在する．

　散布図の上でいろいろな2変量データを観察すると，**図7-2**のようなさまざまな関係が見られる．Aは2つの値の間の影響は考えられず，関連はないと思われる．BとCは一方の値の増加に従ってもう一方の値も直線的に増加し，正の相関があるという．BではCと比べて各々のデータがあたかも直線を形成するように集中している．BはCよりも強い関連があると考えられる．後述する相関係数を計算するとこの関連の強さが数値で示される．

　DとEでは一方の値の増加とともにもう一方の値は直線的に減少する傾向があり，これらは負の相関があるという．これにも関連の強弱がある．

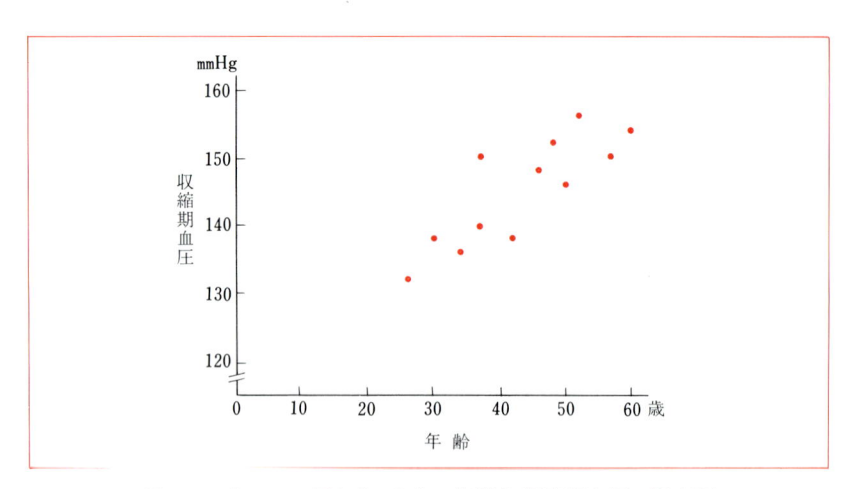

図7-1　表7-1に示した12人の年齢と収縮期血圧の散布図

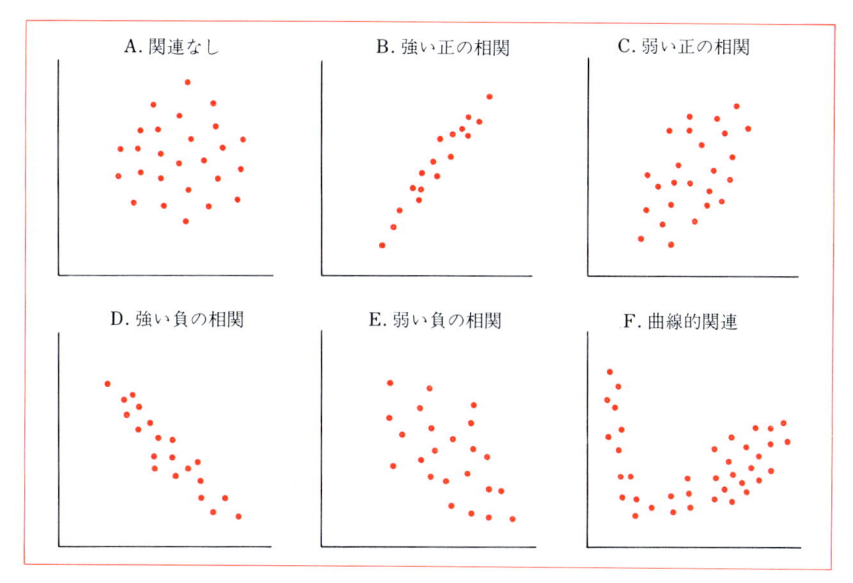

図7-2 散布図の上でのさまざまな2変量データの関係

　Fは$x$軸の値が小さい場合には$x$軸の値の増加に従って$y$軸の値は減少しているが，$x$軸の値が一定以上になると逆に$x$軸の値の増加に従って$y$軸の値も増加している．このような関連はあたかも曲線を形成するような関係にあり，この章で述べる回帰直線や相関係数では表現できない．

## 3　回帰直線の推定と検定

　前項で述べた2変量データのうち，人体に関するものは，しばしば直線的な関係を示すことがある．直線的ではない場合でも，一方の変数を対数（log）変換すると，直線的な関係になる場合もある．
　そこで，2つの変数の背後に一次式

$$y = a + bx \quad (a,\ b\ は定数)$$

で示されるような関係が隠されており，散布図上の各点が直線上に並んでいないのはデータのばらつきのためと考えることにする．この式は$x$の変化に伴って$y$が直線的に変化することを表している．そしてこのデータに最もよ

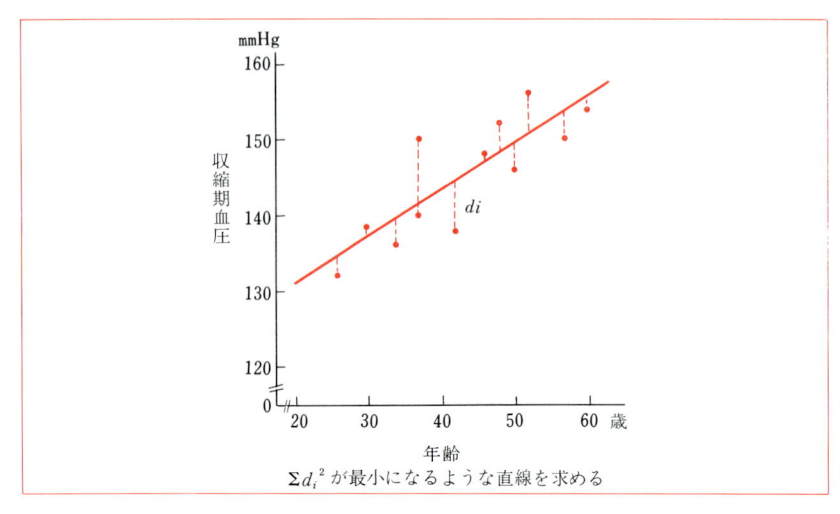

**図 7-3　回帰直線の求め方**

く適合する一次式を捜し出す(すなわち $a$, $b$ の値を見いだす)ことを考える．

図 7-1 の散布図の上には 2 つの変量の関係を説明するさまざまな直線を引くことが可能であるが，すべての点から距離が最も近い直線が 2 つの変量の関係を最もよく表している．1 つの具体的な方法として**図 7-3** のようにある直線を想定し，各点からこの直線まで $y$ 軸に平行に引いた直線の長さ（図では $d_i$ で示している）の 2 乗の合計が最も短くなるような直線を定める（この方法を最小 2 乗法という）．この直線を**回帰直線** regression line といい，この直線を表す式を回帰式という．

回帰式は変数 $y$ の推定値を表す $\hat{y}$ を用いて

$$\hat{y} = \hat{a} + \hat{b}x \quad (\hat{a},\ \hat{b}\ は\ a,\ b\ の推定値)$$

で表す．

$\hat{a}$, $\hat{b}$ はそれぞれ

$$\hat{b} = \frac{\sum (x_i - \bar{x})(y_i - \bar{y})}{\sum (x_i - \bar{x})^2}$$

$$\hat{a} = \bar{y} - \hat{b}\bar{x}$$

で計算できる．ここで $\bar{x}$, $\bar{y}$ はそれぞれの平均である．

表 7-1 の例で年齢を $x$，収縮期血圧を $y$ とすると

$$\bar{x} = 43.4 \quad \sum (x_i - \bar{x})^2 = 1299.4$$

$$\bar{y}=145 \qquad \sum(y_i-\bar{y})^2=684$$
$$\sum(x_i-\bar{x})(y_i-\bar{y})=795$$

である．これより

$$\hat{b}=\frac{795}{1299.4}=0.612$$

$$\hat{a}=145-0.612\times 43.4=118.4$$

と計算できる．すなわち表 7-1 の年齢（$x$）と収縮期血圧の推定値（$\hat{y}$）の関係は

$$\hat{y}_i=118.4+0.612\times x_i$$

として表現することができる．これは年齢が 1 歳上がるごとに血圧が 0.612 mmHg ずつ増加する傾向があることを示している．なお，図 7-3 の散布図上の直線はこの回帰直線を表している．

　この回帰式の $x$ の係数 $b$（**回帰係数**という）は，$x$ の増加に対し $y$ が増加する関係にある場合には正の値に，逆に，$x$ の増加に対し $y$ が減少の関係にある場合には負の値になる．回帰分析の第一のねらいは，このように観察値の間の数量的な関係を探ることにある．なお，回帰直線は $x$ 軸が $x$ の平均値，$y$ 軸が $y$ の平均値となる点を常に通ることを注意しておこう．

　次に，求めた回帰式を用いて，観察されていない $x$ に対する $y$ の値を予測することもできる．これが回帰分析の第二のねらいである．しかし，回帰式の算定に用いた $x$ 値の範囲を越えた値に適用する（これを"外挿する"という）場合には十分注意しなければならない．なぜなら範囲外では回帰式の適合性（直線になることも含めて）には何の保証もないからである．

　それぞれの観察された個体について，観察データ $x$ と観察データ $y$，それに回帰式に基づく推定値 $\hat{y}$ を得ることができる．$y$ と $\hat{y}$ を比較することにより回帰係数の検定（帰無仮説：母集団の回帰係数＝0）を行うことができる．$y$ と $\hat{y}$ の差を $d_i$ で表す．

$$d_i=y_i-\hat{y}_i$$

$d_i$ は図 7-3 の $d_i$ と一致しており，また，$\sum d_i=0$ である．この $d_i$ の平方和を $n-2$（この場合の自由度）で除したものの平方根により回帰からのずれの標準偏差 $s_e$ を推定できる．

$$s_e = \sqrt{\frac{\sum d_i^2}{n-2}}$$

さらに回帰係数 b の標準誤差の推定値 $s_b$ は

$$s_b = \frac{s_e}{\sqrt{\sum (x_i - \bar{x})^2}}$$

で得られる．したがって回帰係数 b の有意性の検定は

$$t = \frac{b}{s_b} \quad （自由度：n-2）$$

より，t 分布表を用いて行うことができる．

表 7-1 の例では

$$\sum d_i^2 = 198.0$$

$$s_e = \sqrt{\frac{198.0}{12-2}} = 4.45$$

$$s_b = \frac{4.45}{\sqrt{1299.4}} = 0.123$$

$$t = \frac{0.612}{0.123} = 4.98 \quad （自由度 = 10）$$

が得られ，巻末の t 分布表の自由度 10 の欄より，$t_{(0.05)} = 2.228$（両側 5 ％点）より大きいため，有意水準 5 ％で回帰係数は 0 よりも有意に大きいといえる．

## 4　相関係数の推定と検定

　前項では回帰直線の回数係数が正であるか負であるかによって，2 つの変量の関係が一方の増加に伴い他方も増加する関係なのか，一方の増加に伴い他方が減少する関係なのかが明らかになることを述べたが，回帰係数は直線の傾きを示すものであり，直線的な関係の強さを直接示す指標ではない．図 7-2 の B と C では場合によっては同一の回帰式が得られることもあるが，関連の強さは異なっている．

　**相関係数** correlation coefficient は直線的な関係の関連の強さを表す係数である．一般に標本の相関係数は $r$ で表し，母集団の相関係数は $\rho$ で表す．

$r$ の定義は

$$r = \frac{\sum(x_i - \bar{x})(y_i - \bar{y})}{\sqrt{\sum(x_i - \bar{x})^2 \sum(y_i - \bar{y})^2}}$$

であり，$\rho$ の定義は

$$\rho = \frac{E\{(X - \mu_x)(Y - \mu_y)\}}{\sigma_x \sigma_y}$$

である．ただし，$\mu_x$, $\mu_y$, $\sigma_x$, $\sigma_y$ はそれぞれ $x$, $y$ の母集団における平均と標準偏差である．

この式に従って表7-1の年齢と収縮期血圧の間の相関係数を計算すると，

$$r = \frac{795}{\sqrt{(1299.4 \times 684)}} = 0.843$$

となる．

相関係数 $r$ は $-1$ から $+1$ までの値をとることは，数学的に証明される．相関係数の符号が正の場合には2つの変量の間には正の相関関係（一方の変量の増加に伴い，他方も直線的に増加する関係）が，符号が負の場合には負の相関関係（一方の変量の増加に伴い，他方は直線的に減少する関係）が存在するという．相関係数が0の場合には2つの変量の間には直線的な関連はない（図7-2のFに示すような曲線的な関連が存在することもある）．相関係数の絶対値が1に近いほど2つの変量の間の相関は強く，0に近いほど相関は弱い．おおよその目安として相関係数の絶対値が0.7以上だと強い相関，0.4以下だと弱い相関といわれる．したがって表7-1の場合には2つの変量の間にかなり強い正の相関があるということができる．散布図上にデータを表した場合，もし，すべての点が1本の直線上にあれば，相関係数の絶対値が1となるが，統計データには変動が含まれるため，こういうことは普通は起こらない．

2変量正規母集団からの標本であることを前提として統計的推論を行うこともできる．通常行われる検定の帰無仮説は「母集団では2つの変量の間の相関係数は0」である．

$$H_0 : \rho = 0$$

この帰無仮説のもとで計算された相関係数が観察される確率をもとに検定を行う．実際には巻末の相関係数の検定の表より，有意水準の自由度 $n-2$ に

対応する検定の棄却域を求め，この値より計算された相関係数の絶対値が大きいかどうかを比較すればよい．

表 7-1 の場合には自由度は 10 であり，有意水準 5％の棄却域 0.5760 以上，有意水準 1％の棄却域 0.7079 以上と読み取ることができる．得られた相関係数の値は 0.843 と，これらよりも大きいので，帰無仮説は有意水準 1％で棄却される．すなわち有意水準 1％で有意な正の相関が見られたと判定される．

相関係数を計算する場合に注意しなければならない点がいくつかある．

まず第 1 に，相関係数を計算する際に極端なデータ（「はずれ値」という）が含まれていると，2 つの変量の関係を正しく反映しない相関係数が導き出されるということである．表 7-2 はある 15 人の身長と収縮期血圧のデータだが，$r=-0.515$（自由度 13）と有意水準 5％で有意な負の相関が観察される．

表 7-2　ある 15 人の身長と収縮期血圧のデータ

| 人　名* | A | B | C | D | E | F | G | H | I | J | K | L | M | N | O |
|---|---|---|---|---|---|---|---|---|---|---|---|---|---|---|---|
| 身　長　(cm) | 151 | 158 | 159 | 160 | 160 | 161 | 162 | 163 | 163 | 164 | 164 | 165 | 166 | 168 | 168 |
| 収縮期血圧 (mmHg) | 182 | 122 | 116 | 140 | 148 | 120 | 138 | 118 | 130 | 110 | 146 | 134 | 120 | 124 | 142 |

＊　身長の低い順にならべた．

この 2 変量データの関係を散布図上に示してみると（図 7-4），注目すべき点がある．それは標本の 15 人中 14 人までは身長が 158 cm から 168 cm であるのに，ひとりだけ 151 cm の者がおり（表 7-2 の A），さらにこの者が高い血圧を示しているということである．もし，A がいなかったら，残りの 14 人の散布図を見た印象からも明らかなことだが，この集団では身長と収縮期血圧との間に関連がありそうには思えない．事実，A を除く 14 人で計算した相関係数は 0.054 になってしまう．

そこで大切なことは相関係数を計算する場合には必ず散布図を書いてみることである．そうするとこのような「はずれ値」の存在が明らかになる．特に標本が小さい場合には 1 つ 1 つのデータの相関係数に対する寄与が大きくなるので注意が必要である．また散布図を書くことにより図 7-5 に示すような関係（そのまま計算すれば正の相関がみられるが，これはむしろ 2 つの異

なるグループが存在し，グループ内では$x$と$y$は関連がないとみるべきである）や，図7-2のFに示すような関係（直線的関連を示す相関係数は0に近いが，曲線的な関連が存在する）も明らかになる．これらはいずれも相関係数を計算するだけでは見のがしやすい重要な事実である．

次に大切なことは，相関係数の検定は標本の大きさ（自由度）に大きく依存するということである．巻末の相関係数の検定の表からもわかるように，

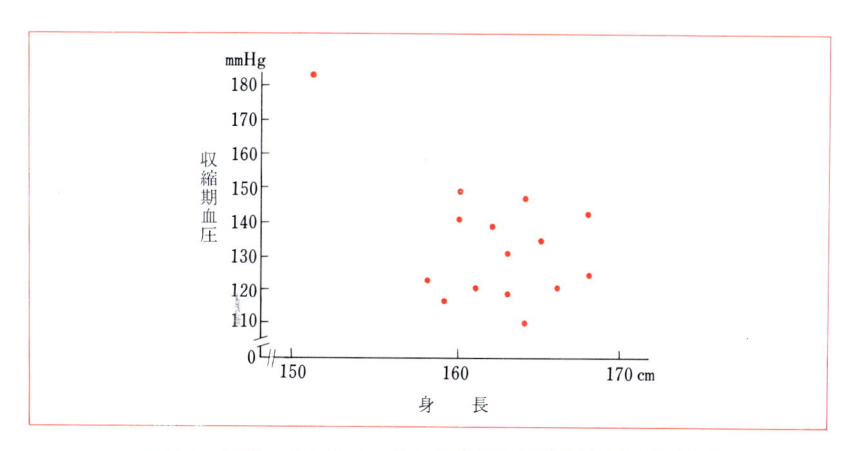

図7-4 表7-2に示した15人の身長と収縮期血圧の散布図

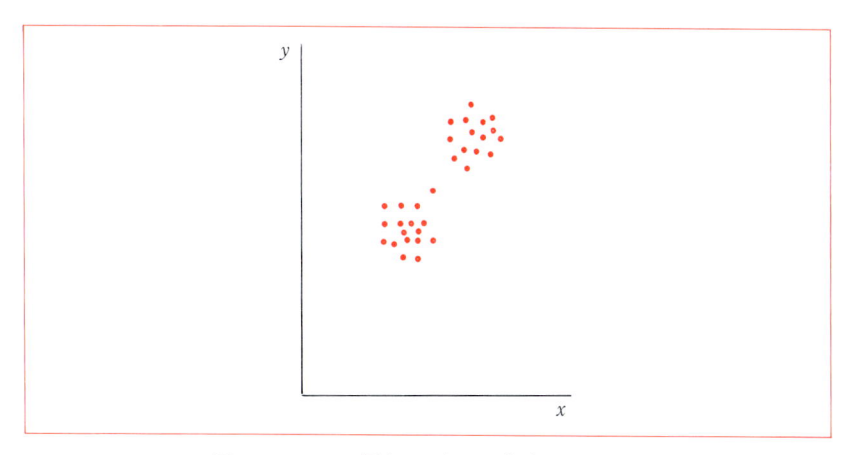

図7-5 2つの異なるグループがまじっていると考えられるデータの散布図の例

標本の大きさ $n$ が 10 であれば $r=0.64$ でも有意水準 5％で有意にならないが，$n$ が 50 になると $r=0.28$ で有意になり，さらに $n$ が 200 になると $r=0.14$ で有意になる．

相関係数の 2 乗を**決定係数** coefficient of determination といい，一方の変量により他方の変量のばらつきを説明できる部分の割合を示す．表 7-1 の場合では相関係数が 0.843 なので決定係数は $(0.843)^2=0.711$ であり，収縮期血圧の変動の 71.1％は年齢で説明できることを表している．$n$ が 200 の場合には $r=0.14$ でも有意になるが，決定係数は 0.02 に過ぎないことを留意すべきである．

$n$ がこのように大きな場合には，相関係数の検定よりも相関係数の区間推定を行うべきであろう．相関係数 $r$ を用いて

$$Z=\frac{1}{2}\ln\frac{1+r}{1-r}$$

（ただし，ln は自然対数）

と変換（Z 変換という）する．$Z$ は平均 $\frac{1}{2}\ln\frac{1+\rho}{1-\rho}$，標準偏差 $1/\sqrt{n-3}$ の正規分布に近似することが知られている．ただし $r$ から $z$ への変換，$z$ から $r$ への逆変換は巻末の変換表により簡単に行うことができる．相関係数 $\rho$ に対応する $z$ 値の 95％信頼区間は

$$z \pm 1.96\hat{\sigma}_z$$

で求め，信頼限界の値を変換表により $r$ に逆変換すればよい．

表 7-1 の場合には $r=0.843$ ゆえ $z=1.22$，$\hat{\sigma}_z=1/\sqrt{(12-3)}=0.33$ である．したがって $z$ の上限，下限は $1.22 \pm 1.96 \times 0.33$ でそれぞれ，1.87，0.57 となる．これを $r$ に逆変換して，次のように $\rho$ の 95％信頼区間が得られる．

$$0.52 < \rho < 0.96$$

# 5 関連性と因果関係

子どもの足の長さと日常生活で使用する単語の数を検討すると，その間には正の相関関係が存在する．しかし，「語彙が増えるのは足が長くなるためである」とか，「語彙が増えたおかげで足が長くなった」と考える人はいな

い．年齢が増すにつれて身体が成長し，それにつれて足も長くなる．同時に年齢に応じた脳の発達によって，語彙が増えてくる．

ある事柄が他の事柄の原因となっていたり，誘因となっている場合，この両者の間には「**因果関係** causal relationship がある」という．たとえば血圧は食塩の過剰摂取，加齢，寒冷などによって上昇するため，高血圧とこれらの事柄の間には因果関係がある．

2つの事柄の間に因果関係が存在する場合には関連が認められるが，関連があるからといって因果関係が必ずしも存在するわけではない．その例が先の足の長さと語彙の増加の関係であり，これらの関係を簡略に記載すると図7-6のようになる．すなわち，足の伸長と語彙の増加は加齢という共通の要因と因果的に関連しており，結果的に両者の関連が生じたとみることができる．これを非因果的関連という．相関などの統計手法を形式的に適用しても，因果的関連か，非因果的関連か，判定することはできない．実態科学の視点に立って初めて判断し得るものである．

一般に2つの事柄の間の関連性が存在した場合，これが因果関係と判断しうるかどうかは，**表7-3**に示したような視点を参考にするのがよい．

関連の一致性とは他の研究者により，また，異なる場所，時期，方法で観察を行った場合にも同じ関連性が認められることをいう．

関連の強固性とは平均値の差が大きい，オッズ比が大きい，相関係数が大きい，というように，他に説明を求めるのが困難なような強い関連性をいう．特に，量・反応関係（原因と思われる事柄に強く曝露したグループほど，結

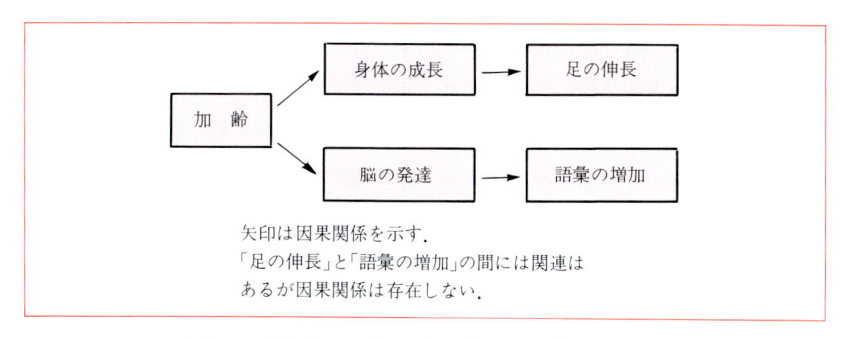

図7-6 子どもの「足の長さ」と「語彙」の関係

表7-3 因果関係判定のための視点

| |
|---|
| 1．関連の一致性<br>　　consistency of association |
| 2．関連の強固性<br>　　strength of association |
| 3．関連の特異性<br>　　specificity of association |
| 4．関連の時間性<br>　　temporality of association |
| 5．関連の整合性<br>　　coherence of association |

果と思われる事象が多く観察されること）は整合性のある強固な関連性といえる．

　関連の特異性とは，結果と思われる事柄が他の原因ではほとんど起こらない，ということである．

　関連の時間性とは，原因と結果の時間的整合性がある（原因は結果の前になければならない）ということであり，理屈の上では必要な条件といえる．

　関連の整合性とは，統計学的に観察された関連を因果関係と考えた場合，他の知識（実験による知識など）と矛盾しないということである．

　この5項目は目安であり，これらすべての項目を満たさないと「因果関係あり」といえないわけではない．たとえば喫煙と肺がんの間に因果関係が存在することは周知のことだが，非喫煙者も肺がんに罹患することがあるので，必ずしも関連の特異性が強いとはいえない．

　要するに，関連の存在から因果関係の存在へ論を進める場合にはこのような視点から総合的に判断することが必要といえよう．

# 8 疾病頻度の推定と検定

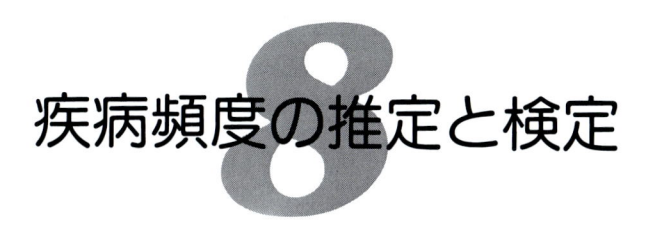

　特定の地域，職域あるいは年齢や性などによって規定された人間集団（人口 population）の保健，衛生状況を記述するためには，通常疾病の頻度が使われる．このデータは，1章4⑤で述べたように，時間の推移に従って発生する疾病の件数（ときには罹病期間の長さも係わる）に関するものである．疾病頻度を表す指標の算出は，データ収集の方法に依存する．ここでは疾病頻度に関する主な指標，ならびに，集団間における疾病頻度を比較する指標について説明する．

## 1　疾病頻度の指標

### 1 有病率 prevalence

　有病率とはある一時点において，特定の集団の中で疾病にかかっている状態にある者の割合である．分子は疾病の状態にある者の数，分母が対象集団全員の人数である．つまり

$$\frac{集団内で疾病状態にある者の数}{対象集団全体の人数（人口）}$$

となる．

　有病率は疾病に罹患しやすいかどうかだけでなく，罹患後疾病状態にいる期間（有病期間）の長さを反映する．有病率，罹患率，平均有病期間に時間的な変化がない場合，ある時点の有病率の大きさは（過去の，またはその時の）罹患率の大きさ，（平均）有病期間の長さの両者に比例する．すなわち

$$\text{有病率} = \text{罹患率} \times \text{平均有病期間}$$

の関係がある．たとえば罹患率が10人/1000人年で，平均有病期間が2年なら，有病率は20/1000．罹患率が同じで平均有病期間が4年と2倍に長くなれば有病率も2倍の40/1000となる．有病率が高いことが，そのまま（集団の健康状態，公衆衛生の状況が）悪いことを示すかどうかは一概には言えない．罹患率が低くなれば有病率も低くなるが，罹患した人がすぐに死んでしまうような状況でも有病率は低くなる．

有病率は集団の一時点の状態を示すもので，当然，断面調査の結果得られるものである．急性の疾患，有病期間が短い，すなわち疾病罹患後すぐに死亡したりすぐに治癒したりするような疾患について有病率を求めることは少ない．罹患時点が明確でないような疾患については罹患率を求めることが困難であるので，有病率を求めることが多い．高血圧症，糖尿病，関節リウマチなど，その疾患のために死亡することが少なく，完全に治癒するということも少ないということがわかっているような疾患，すなわち有病期間には（時間的，地理的，また人の特徴別）格差が少ないと考えられる疾患では，罹患率を求めるまでもなく，疾病罹患の程度を示す指標として有病率を用いることもできる．

## 2 罹患率 incidence rate (incidence)

罹患率は一定期間内に対象集団の中から観察された疾患発生（罹患）数を対象集団内の1人1人の観察期間の総計で割ったものである．ただし，観察対象集団には該当する疾患に既に罹患している者が含まれてはならない．また，観察中の個人が罹患した後は観察対象として扱わない．つまり観察期間とは対象者が疾患に罹患する可能性のある，言い換えると**危険（リスク risk）** にさらされている時間である．式に書けば

$$\frac{\text{一定期間内に観察された新たな疾患発生数}}{\text{対象集団内における各個体の観察期間の総計}}$$

である．

分母は対象集団の人数と1人1人の観察期間の平均との積として表現することもできる．さらに，表現を明確にするため，分母は「**観察人時** person-time（多くは**観察人年** person-years）」であると表す．すなわち

$$\frac{観察された新たな疾患発生数}{観察人時}$$

とくに観察期間を年単位で表した場合は，

$$\frac{観察された新たな疾患発生数}{観察人年}$$

となる．

　罹患率はこれまで述べてきた，割合としての率，比率とは性格が異なる．罹患率のように観察期間を分母とした率は狭義の率であり，割合，相対頻度を指す率と区別して考えるとよい．後述する死亡率も罹患率と同じ類の率である．

　割合は0から1までの値しか取り得ないが罹患率は理論的には0以上無限大までの値を取り得る．たとえば罹患率が1観察人月当たり0.1であれば1観察人年当たりでは1.2になる．

　また，100人を1年間観察した場合も，50人を2年間観察しても，あるいは200人を6か月間観察しても観察人年は100である．分母を観察人時（人年）とすることは，ある単位人時（人年の場合は1人年，人月の場合は1人月）は他の単位人時と同等でありまた独立であることを前提としている．つまり，ある1人の1年間の観察は他の1人の1年間の観察と同等（罹患しやすさ，あるいはこの間に罹患する確率が同じ）であり，また同じ人の次の年の1年間の観察と独立（罹患しやすさ，あるいはこの間に罹患する確率が互いに無関係）であるということである．

　観察期間は次のようにして数える．対象集団が固定している，つまり，新たに対象に加わるものがない場合，たとえば1000人の固定集団を観察すると，集団の中に入る対象者の数は図8-1のように時間とともに減少していく．対象者の減少，すなわち，観察を終了する理由には，対象者が観察目的である疾患に罹患すること，死亡すること，目的とする対象年齢よりも高齢になること，あるいは転出などの理由によってその後の罹患の有無の確認が不可能になること，などが挙げられる．対象者1人1人の観察期間は観察開始時点から観察終了までの時間であり，図中の点線の長さである．罹患率の分母となる観察期間の全員についての総計，観察人時は曲線の下の面積に相当する．

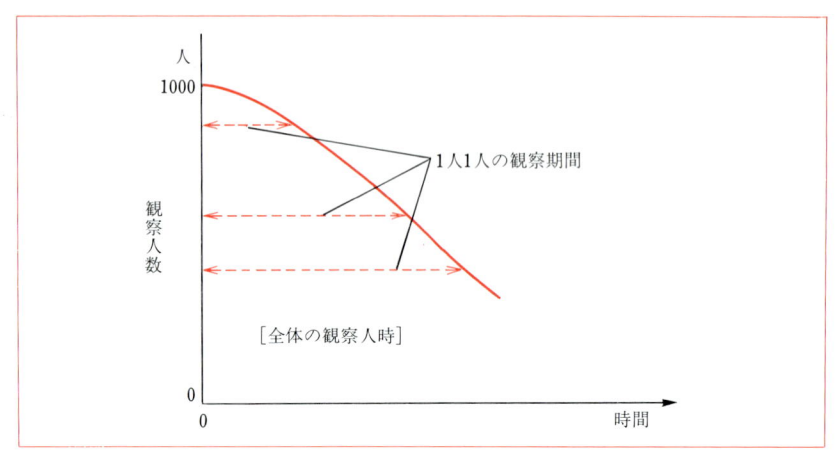

図 8-1　1000 人の固定集団の観察人時

　観察対象集団に転入や出生などで新たに加わるものがある場合も考え方は同様で，図 8-2 の直線の長さの総計が，観察人時である．

　たとえばある市のある 1 年間の結核罹患率を求める場合，転入，転出，出生，死亡あるいは結核罹患などによる観察対象集団の変化をいちいち考慮せずに 1 年間の中央時点である 7 月 1 日あるいは 10 月 1 日現在の人口を求め，

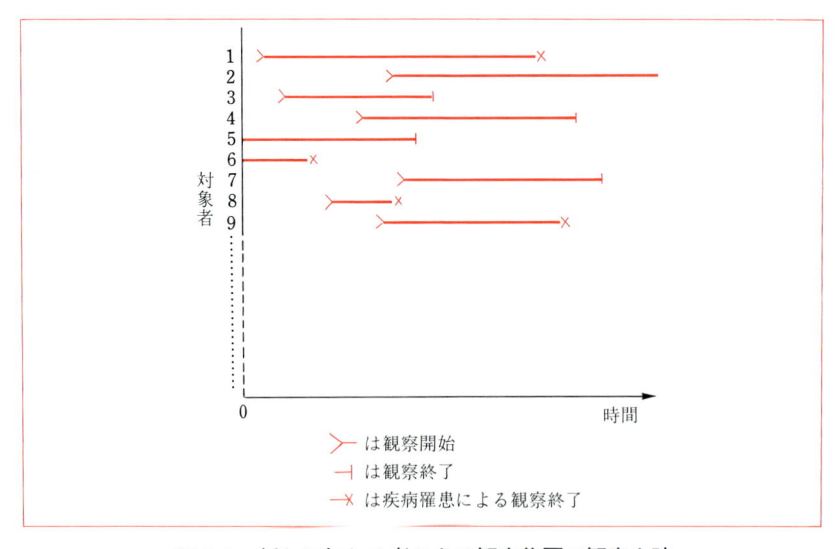

図 8-2　新たに加わる者のある観察集団の観察人時

これを平均1年間観察したものとみなして分母とすることがよく行われる．この期間内に極端な人口の変化がないこと，結核有病者数，新罹患者数が人口と比べて相対的に少ないために患者を観察対象（分母）から除くことによる影響が無視できること，を確認しておけばこれで十分である．すなわち

$$\frac{1年間の新たな疾患発生数}{年央人口}$$

を罹患率とする．この場合単位は「1人年あたり」である．もっと一般的に

$$\frac{期間内の新たな疾患発生数}{期間内中央時点の人口 \times 期間}$$

とも書ける．

　罹患率は，ある期間集団を追跡することによって観察される．集団の罹患しやすさを示す指標である．定義からわかるように，観察対象者の罹患までの期間が長ければそれだけ罹患率は低くなる．

　したがって，罹患時点（の判定）は罹患率そのものに影響を与える，真の罹患直後に罹患の判定をしなければその分だけ罹患率は低くなる．がん検診を積極的に実施すれば，がんの発見時期が早くなり（発見された時を罹患の時点とするので）真の罹患率に変化がなくても罹患率は高くなって当然であるということになる．

　がんの場合は検診をしなくても遠からず発症するので観察される罹患率には大きな違いはないと考えることもできるが，たとえば糖尿病の罹患率を求めようとして糖負荷試験を行い，これが陽性になった時点を糖尿病罹患と見なすとすれば，糖負荷試験の頻度が高ければ罹患率が高くなり，頻度が低ければそれだけ罹患率が低くなるという現象が必然的に起こる．

　元来，検査をするまでは罹患が確認できないような疾患の罹患率をこのような方法で求めようとすることには無理がある．

## 3 累積罹患率 cumulative incidence

　累積罹患率は固定された対象集団の中からある期間内に疾病に罹患した者の数の全対象者数に対する割合である．式で示せば

$$\frac{期間内の新たな疾患発生数}{期間の初めの時点の人口}$$

である.

　累積罹患率を示す場合は期間を明示しなければならない．罹患率が一定であり5年間の累積罹患率が20％であるとき，10年間の累積罹患率は2倍の40％とはならない．前5年間の非罹患者80％のうちの20％，全体の16％が後半5年間に罹患するので，10年間の累積罹患率は36％となる．また，1年間の累積罹患率は20％/5＝4％よりも多少大きいはずである．1年間の累積罹患率が4％の時，5年間の累積罹患率は

$$1-(1-0.04)^5=1-0.815=0.185$$

18.5％となる．

　罹患率 $I$ が一定のとき，期間 $t$ における累積罹患率 $CI_t$ は

$$CI_t=1-e^{-It}$$

で求められる．図8-3はこの関係を示すものである．$e^{-It}$ は $It$ の絶対値が小さいとき（0.1以下）$1-It+\dfrac{(It)^2}{2}$ でよく近似できる．したがって

$$CI_t \fallingdotseq It\left(1-\dfrac{It}{2}\right) \fallingdotseq It/\left(1+\dfrac{It}{2}\right)$$

となる．この式は9章151ページの式と同等である．すなわち，罹患率と累積罹患率との関係は，生命表の死亡率と死亡確率との関係に等しい．さらに，$It$ が小さいときは，

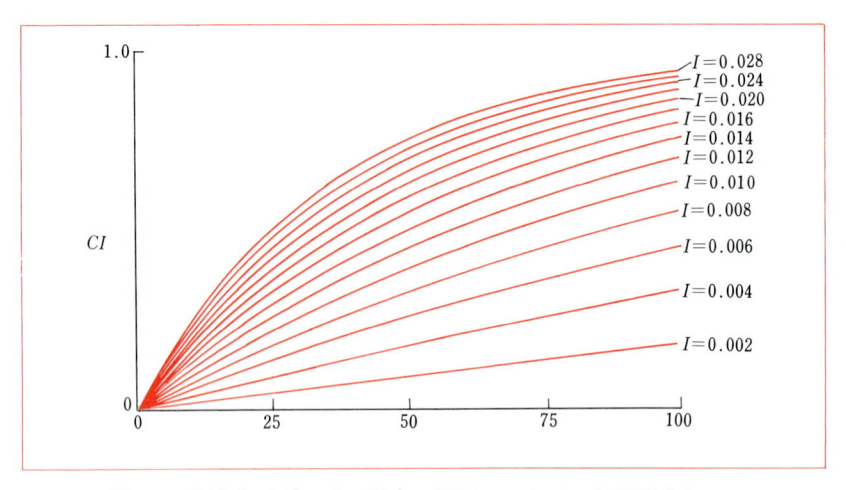

図8-3　罹患率 $I$ が一定の場合の期間 $t$ における累積罹患率 $CI_t$

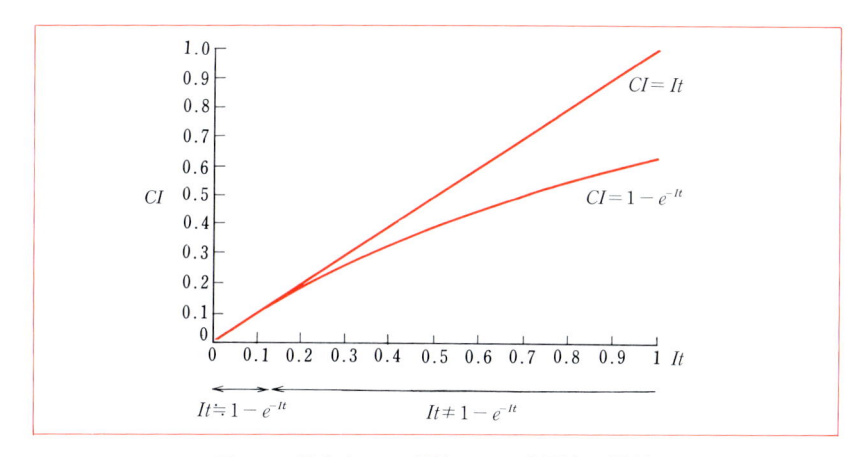

図 8-4 罹患率 $I$×時間 $t$ と $t$ 時間中の累積罹患率 $CI$ との関係

$$CI_t \fallingdotseq It$$

で近似できる．

図 8-4 はこの関係を示している．たとえば罹患率が 1 人年当たり 0.01 のときの 1 年間の累積罹患率は 0.01，5 年間の累積罹患率は 0.05 で近似できる．罹患率が低く，累積罹患率の累積期間も短い場合は累積罹患率と（罹患率×期間）は近似した値となる．

ある期間の累積罹患率は，罹患が期間内のどの時点で起こっても同じ値となる．一方罹患率の場合は期間内の罹患数が同じであっても，期間の早期に罹患が起これはこの期間内の平均の罹患率が高くなるという違いがある．

実際上，長期間の累積罹患率を測定，観察するのは困難なことが多い．観察対象集団全員を全期間にわたって漏れなく追跡するのがむずかしいだけでなく，観察途中で他の疾患により死亡してしまう者も出ることがある．この場合，観察中断者や途中死亡者は初めから観察しなかったことにして累積罹患率を計算することもできる．しかし，その場合は，対象とした疾患になりやすい，あるいは，なりにくい者が，観察を中断される傾向，または，別の原因で死亡する傾向がないこと，すなわち目的とした疾患に罹患することと，観察中断あるいは，他の原因で死亡することとが独立であることが前提になる．

## 4 死亡率 death rate（mortality rate）

　死亡率は前述の罹患率の分子が疾病発生（罹患）数であるのを死亡数に変えたものである．つまり，死亡率は対象集団の中から観察された死亡数を対象集団内の1人1人の観察期間の総計で割ったものである．特定の死因による死亡のみを分子とすることによって，罹患率と同様，目的とする疾患のみについての死亡率が求められる．これを特に死因別死亡率と呼ぶことがある．

　罹患率は罹患の発生を1つの発生とみた発生率，死亡率は死の発生を1つの発生とみた発生率であるということができる．

　死亡率の分母は罹患率の場合と同様であるが，既に死亡しているものが観察対象者にはならないこと，観察中に死亡したものはその時点で観察を終了することは当然であり，罹患率の場合よりわかりやすい．

　累積死亡率も累積罹患率と同様に定義される．すなわち固定された対象集団の中からある明示された期間内に死亡した者の数の全対象者数に対する割合である．前述したように，生命表では累積死亡率にあたるものを死亡確率と呼んでいる．

　厚生省は毎年，人口動態統計として死亡率を公表している．この場合，日本人1人1人を観察して，観察人年を足し合わせたものを分母としているわけではない．年央人口（実際は10月1日現在の日本人人口）を分母として，その1年間の死亡数を割ったものを死亡率としている．年央人口に観察期間の1（年間）を掛けたものが全体の観察人年であると考えられる．これは，1年間の累積死亡率ではない．

　人は必ず死ぬのだから，十分長い期間の累積死亡率は1である．実際，0歳者の100年間の累積死亡率，40歳者の60年間の累積死亡率は1と違わない．このような累積死亡率は，衛生状態を変えても大きな影響は受けない．しかし，この間の（平均）死亡率は変更し得る．分子は同じ（全員）であり，変えられなくても，分母，観察人年を大きくすればよい．観察人年を大きくするということは，多くの者の死亡までの時間を延ばすことであり，これは長く生きることにほかならない．長生きすること，寿命を延ばすことと，死亡率を低くすることとは同義だということである．

# 2　疾病頻度についての推論

　集団を観察することによって有病率や罹患率などの疾病頻度の指標を求めること自体は，推計統計，統計的推論の領域ではなく，記述統計の範囲にはいる．疾病頻度についての推論が必要になるのは実際に観察した集団が標本である場合である．例をいくつかあげると次のような場合である．

　①　ある町の高齢者全体の中から一部の無作為抽出により標本を選んで高血圧症有病率を測定し，町の高齢者全体の有病率を推定する．

　②　隣の町についても同様の調査を行い，両町の高血圧症有病率に違いがあるかどうかを検討する．

　③　喫煙者の集団を長期間観察して肺がん罹患率を求め，これが喫煙者全体からの標本であるとみなして，喫煙者の肺がん罹患率を推定する．

　④　非喫煙者についても同様の観察を行い，喫煙者の肺がん罹患率と非喫煙者の肺がん罹患率とに違いがあるかどうかを検討する．

　⑤　2つの町をそれぞれ1年間観察し，この1年間の観察データが2つの町の環境が変化しなかった場合に見られるであろう長期間のデータからの標本であるとみなして，両町の脳血管疾患死亡率を求めて，それぞれの環境条件における両町の長期間の脳血管疾患死亡率に違いがあるかどうかを検討する．

　町の住民あるいは喫煙者を日本人全体あるいは○×工場従業員や胃潰瘍のために胃を摘出した者などに言い換えても，また有病率，罹患率などを累積罹患率あるいは死亡率など，他の指標に言い換えても同じである．

## 1　疾病頻度の推定

　標本の観察によって得られた有病率，累積罹患率，累積死亡率から母集団のそれを推定する方法は既に「割合の推定」で述べた方法とまったく変わりがない．有病率は有病者の割合，累積罹患率，累積死亡率では観察終了時点（累積終了時点）における罹患経験者，死亡者の全体の中の割合，相対頻度にほかならないからである．

　標本サイズ$n$の中の有病者数，累積罹患者数，あるいは累積死亡者数を$m$

とすると，$m$ は B$(n, p)$ の 2 項分布に従うと考える．ただし，$p$ は母集団割合である．観測される有病率 $m/n$ を $\hat{p}$ で表すと，$n$ が十分大きいとき $\hat{p}$ は近似的に正規分布 $N\left(p, \dfrac{pq}{n}\right)$ に従う（4 章 68 ページ参照）ので，有病率 $p$ の区間推定値（95 ％信頼区間）は

$$\hat{p}-1.96\sqrt{\dfrac{\hat{p}\hat{q}}{n}} < p < \hat{p}+1.96\sqrt{\dfrac{\hat{p}\hat{q}}{n}}$$

のようにして求められる．

　罹患率や死亡率の場合は割合ではないので，推定方法がこれとは異なっている．標本の観察人時を $N$，そこに発生した罹患数あるいは死亡率を $m$ とすると，$m$ は $P(\lambda)$（ただし，$\lambda = Np$ で，$p$ は母集団の値）のポアッソン分布に従うとみなすことができる．$m$ が小さい時の母集団の罹患率あるいは死亡率 $p$ の区間推定は表現が複雑になるので省略するが，$m$ が大きい（10 以上）時，観測される罹患率 $\hat{p} = m/N$ の分布は正規分布に近似して，$p$ の区間推定値（95 ％信頼区間）は

$$\hat{p}-1.96\sqrt{\dfrac{\hat{p}}{N}} < p < \hat{p}+1.96\sqrt{\dfrac{\hat{p}}{N}}$$

で求められる．

## 2 疾病頻度の検定

　割合，相対頻度で表される有病率，累積罹患率，累積死亡率に関する検定方法は，前に述べた「割合の検定」と同じである（ただし，連続性の補正は省略）．「この集団の有病率は $p_0$ である」という帰無仮説をたてて，対象集団から大きさ $n$ の標本をとったとき，標本中の有病者数が $m$ とすると，標本の有病率 $\hat{p}$ は $m/n$ になる．よって

$$Z = \dfrac{\hat{p}-p_0}{\sqrt{p_0(1-p_0)/n}}$$

が $N(0, 1)$ の正規分布に従うとみて，正規分布表と比較すればよい．累積罹患率，累積死亡率の場合も同様である．

　同様に「2 つの集団の有病率 $p_1, p_2$ が等しい」という無帰仮説をたてて，それぞれからサイズが $n_1, n_2$ の標本をとったとき，標本中の有病者数がそれぞれ $m_1, m_2$ とすると，それぞれの有病率は

$$\hat{p}_1 = m_1/n_1, \quad \hat{p}_2 = m_2/n_2$$

になる．両者を併合した有病率 $\bar{p}$

$$\bar{p} = (m_1+m_2)/(n_1+n_2)$$

を求め

$$Z = \frac{\hat{p}_1 - \hat{p}_2}{\sqrt{\bar{p}(1-\bar{p}) \times (1/n_1 + 1/n_2)}}$$

が $N(0, 1)$ の正規分布に従うとみて，正規分布表と比較すればよい．累積罹患率，累積死亡率の場合も同様である．

罹患率や死亡率の場合には推定の場合と同様これとは異なった方法をとる．「この集団の罹患率は $p$ である」という帰無仮説をたてて，対象集団から標本をとった場合，標本の観察人時を $N$，そこに発生した罹患数あるいは死亡数を $m$ とすると，$m$ は平均が $Np(=\lambda)$ のポアッソン分布 $P(\lambda)$ に従うとみなすことができる．

$$\sum_{r=0}^{m} \frac{\lambda^r}{r!} e^{-\lambda}$$

または

$$1 - \sum_{r=0}^{m-1} \frac{\lambda^r}{r!} e^{-\lambda}$$

を求めて，いずれかの値が有意水準 $\alpha$ の半分（両側検定の場合）より小であるかどうかを見る．

$Np$ が大きい（10以上）とき，$m$ の分布は正規分布 $N(\lambda, \lambda)$ で近似できるゆえ，

$$z = \frac{m - \lambda}{\sqrt{\lambda}}$$

または，連続性の補正をして

$$z = \frac{|m - \lambda| - \frac{1}{2}}{\sqrt{\lambda}}$$

を求め，$z > 1.96$（両側検定の場合）であれば有意水準5％で有意と判定する．

同様に「2つの集団の罹患率 $p_1$，$p_2$ が等しい」という帰無仮説をたてて，

それぞれの標本の観察人時が $N_1$, $N_2$ のときの罹患数がそれぞれ $m_1$, $m_2$ であったら，それぞれ $\lambda_1$, $\lambda_2$ をパラメータにもつポアソン分布に従うと仮定できる．ただし，$\lambda_1 = N_1 p_1$, $\lambda_2 = N_2 p_2$．いま，第 1 群の罹患率 $m_1/N_1$, 第 2 群の罹患率 $m_2/N_2$ をそれぞれ $\hat{p}_1$, $\hat{p}_2$ とおく．また，帰無仮説；$p_1 = p_2$ のもとで両者の分散は $\bar{p}/N_1$, $\bar{p}/N_2$ で推定される．ただし

$$\bar{p} = \frac{m_1 + m_2}{N_1 + N_2}$$

したがって両罹患率の差 $\hat{p}_1 - \hat{p}_2$ の分散は $\left(\dfrac{1}{N_1} + \dfrac{1}{N_2}\right)\bar{p}$ になる．これより

$$Z = \frac{\hat{p}_1 - \hat{p}_2}{\sqrt{\left(\dfrac{1}{N_1} + \dfrac{1}{N_2}\right)\bar{p}}}$$

が $N(0, 1)$ の正規分布に従うとみて，正規分布表と比較すればよい．

## 3 相対危険 relative risk とオッズ比 odds ratio

### 1 相対危険

ある因子に曝露されている集団（曝露群）の疾病頻度（$P_1$）とその因子に曝露されていない集団（非曝露群）の疾病頻度（$P_0$）との比（$P_1/P_0$）をとることにより，その因子の疾病頻度に与える影響の強さを示すことができる．疾病頻度が罹患率であればこの比は罹患率比，同じく死亡率比，累積罹患率比，累積死亡率比などと呼ぶ．

これら疾病頻度の比は，集団間において罹患あるいは死亡する危険 risk の比を与えているので，これらを相対危険と総称する．つまり，ある因子に曝露されている者が病気になる危険と，曝露されていない者が病気になる危険との相対値である（危険はある期間内に病気になる確率として測定される．したがって累積罹患率あるいは累積死亡率など危険の尺度に関する比のみを相対危険と呼び，一方，罹患率や死亡率などの比は**率比** rate ratio と呼んで区別することもある）．

罹患率比や累積罹患率比は，罹患しやすさ，罹患の確率の比であるので，相対危険と呼ぶことができる．しかし，前述のように有病率の場合，必ずし

も罹患しやすさを示すわけではない．したがって有病率比を計算してもこれを相対危険と呼ばないのが普通である．

有病率の比は，曝露者から1人を選んでその人が有病者である確率と，非曝露者から1人を選んでその人が有病者である確率との比であるが，それぞれの確率は，「病気である」確率であっても「病気になる」危険の程度を示すものではない．

曝露の有無，あるいは，曝露量の異なるいくつかの集団について一定期間追跡し，曝露量別の疾病頻度を観察して病気の発生原因をさぐる方法を**コホート研究** cohort study と呼ぶ．

コホート研究における曝露群の観察人時を $N_1$，そこに発生した疾病罹患数を $m_1$，非曝露群の観察人時を $N_0$，そこに発生した罹患数を $m_0$ とすると（**表**8-1），この因子への曝露による疾病罹患の相対危険，あるいは，**罹患率比**は

$$\frac{m_1/N_1}{m_0/N_0}$$

である．死亡率の場合も同様である．

累積罹患率あるいは累積死亡率の場合（**表**8-2）は曝露群，非曝露群の観察開始時点の人口をそれぞれ $n_1$，$n_0$，観察期間内の罹患数あるいは死亡数をそれぞれ $m_1$，$m_0$ とすると，

$$\frac{m_1/n_1}{m_0/n_0}$$

が相対危険になる．

因子への曝露が疾病頻度に影響を与えなければ相対危険は1である．相対危険が2であるとは，この因子が疾病頻度（病気になる危険）を2倍にすることを意味する．

表 8-1　コホート研究で罹患率を観察する場合のデータ

| | 観察人時 | 期間内罹患数 |
|---|---|---|
| 曝露群 | $N_1$ | $m_1$ |
| 非曝露群 | $N_0$ | $m_0$ |

表 8-2 コホート研究で累積罹患率を観察する場合のデータ

|  | 観察開始時の人口 | 期間内罹患数 |
|---|---|---|
| 曝露群 | $n_1$ | $m_1$ |
| 非曝露群 | $n_0$ | $m_0$ |

## 2 オッズ比

**オッズ** odds は「見込み」と訳されている英語で，ある事象の起こる確率と起こらない確率との比をさす．予想が当たる確率とはずれる確率の比，成功の確率と失敗の確率との比は，賭けの場合の賞金額を反映するものとしてよく用いられる．ある因子に曝露されている（あるいはある属性をもった）人が病気になる，あるいは，病気である確率（割合）を $p_1$ とすると，病気になる，あるいは，病気であるオッズは

$$\frac{p_1}{1-p_1}$$

である．

病気になった者の属性（因子に曝露されているかどうか）と，まだ病気になっていない者の属性とを比較することによって，病気の発生原因をさぐる方法を**症例-対照研究** case-control study と呼ぶ．

表 8-3 に症例-対照研究によって得られるデータを示す．症例-対照研究の場合に病気になった者（症例）がその因子をもっているオッズ $a/b$ を求め，また病気になっていない者（対照）がその因子をもっているオッズ $c/d$ とを求めて，両者の比，すなわち，オッズ比

$$\frac{a/b}{c/d} = \frac{ad}{bc}$$

表 8-3 症例-対照研究のデータ

|  | 曝露あり | 曝露なし |
|---|---|---|
| 患者 | $a$ | $b$ |
| 対照 | $c$ | $d$ |

を求める．症例-対照研究によって求められるオッズ比は曝露群と非曝露群，両方の疾病頻度を求めずに得られるが，相対危険あるいは率比の1つの推定値として用いられる．

さきにコホート研究について曝露群と非曝露群に分けて観察することを述べたが，ここでは対象集団内の個人個人の曝露の有無があらかじめ確認されていない場合を考える．曝露群，非曝露群の区別はできず，両者をまとめて対象群とする場合である．ここから発生するすべての患者について曝露の有無を確認し，患者の曝露のオッズ，

$$\frac{曝露している者の割合}{曝露していない者の割合}=\frac{曝露者数}{非曝露者数}$$

を求めると，これはこの集団をコホート研究として追跡した場合，曝露群からの疾病罹患数 $m_1$ と非曝露群からの疾病罹患数 $m_0$ との比

$$\frac{m_1}{m_0}$$

に一致する．患者の中から一部を抽出した場合，つまり表8-3の $a+b$ が $m_1+m_0$ の一部である場合でもここで得られるオッズ $a/b$ は標本誤差の影響を除いて $m_1/m_0$ と等しくなる．

一方対象集団内の者，罹患状況を観察中の者，厳密には観察人時の各観察単位から一部を抽出して(これを対照と呼ぶ)曝露の有無を確認し，そのオッズ $c/d$ を求めると，これは標本誤差の影響を除いて

$$\frac{N_1}{N_0}$$

に等しい．したがって，この2つのオッズ $a/b$, $c/d$ の比であるオッズ比

$$\frac{a/b}{c/d}=\frac{ad}{bc}$$

は，

$$\frac{m_1/m_0}{N_1/N_0}=\frac{m_1/N_1}{m_0/N_0}$$

となって，同じ対象集団においてコホート研究を行った場合の罹患率比に一致する．症例-対照研究においては $m_1$, $m_0$, $N_1$, $N_0$ のそれぞれは不明であるが，症例と対照についての曝露ありのオッズの比

$$\frac{ad}{bc}$$

を求めることによってこのように率比を推定することができるのである．

この場合，満たされるべき条件は，① $a/b$ が $m_1/m_0$ を反映することすなわち症例対照研究に選ばれた症例群が，対象集団の患者群の曝露状態を反映すること，言い換えると症例が対象群の中の患者全体の中から曝露について偏りなく選ばれること，② $c/d$ が $N_1/N_0$ を反映することすなわち対照群が対象集団全体の曝露状態を反映すること，対照群が対象集団全体，厳密にいうと，観察集団の観察人年の全体から曝露について偏りなく選ばれることの2つである．観察人年全体とは，図8-1のような観察の場合の曲線の下の面積全体である．この面の中に曝露者と非曝露者が混じっていると考えられる．当然，観察の終了時に残った者の中から対照を選択するのではなく，観察の経過全般にわたって対照を選択することになる．具体的には，症例の発生（確認）の都度，1人または一定数の対照を選択するのがよい．この場合対照は，観察人年の曝露のオッズを推定するための標本であるということができる．

症例対照研究の中での対照群の集め方について，別の考え方がある．対照は特定の期間内に結局罹患しなかった者の中から選ぶというものである．この場合，対照群の曝露のオッズ $c/d$ は表8-2の $(n_1-m_1)/(n_0-m_0)$ を反映することになる（$n_1$, $n_0$, $m_1$, $m_0$ それぞれは不明）．この場合のオッズ比

$$\frac{a/b}{c/d} = \frac{ad}{bc} \text{ は}$$

$$\frac{m_1/m_0}{(n_1-m_1)/(n_0-m_0)}$$

を反映することになる．そして，疾病頻度，累積罹患率が高くないとすれば $m_1$, $m_0$ はそれぞれ $n_1$, $n_0$ に比べて著しく小さいので，分母の $(n_1-m_1)/(n_0-m_0)$ は $n_1/n_0$ で近似できることになる．つまり

$$\frac{m_1/m_0}{(n_1-m_1)/(n_0-m_0)} \doteqdot \frac{m_1/m_0}{n_1/n_0}$$

$$= \frac{m_1/n_1}{m_0/n_0}$$

となるので，上記のオッズ比は累積罹患率比の近似値であることになる．この場合，累積罹患率（罹患率）が低いという前提条件がさらに必要になる．この罹患率が低いという条件が十分当てはまらない場合，オッズ比は，一般に（真の累積罹患率比よりも）1から遠い方向（真の罹患率比が1より大の時はより大きい方向，1より小の時はより小さい方向）に偏ることになる．

症例対照研究でのオッズ比が，罹患率比の推定値になるという考え方と，これが累積罹患率比の（特定の方向に偏った）近似値になるという考え方の2つを述べた．

たとえば食中毒事件発生の際の原因食品を追求するような場合，必ずしも罹患率が低いわけではない．このようなときに，食中毒発症者を症例，非発症者を対照として各種食品摂取の有無を確認してオッズ比を求めると，上記の近似が十分でないために，このオッズ比は累積罹患率比の偏った推定値であるということになる．この特徴を知っていれば，この場合のオッズ比も十分有用な情報を持つものである．

食中毒の場合，対照を非発症者にせず，飲食者全員または飲食者全員からの標本とすれば，事情は変わってくる．弁当の中の原因となったおかずを特定するのが目的だとした場合，対照は弁当を食べた人の中で発症しなかった人とするのではなく，弁当を食べた人全員にする，またはその中からの標本にする．弁当摂取者全員にすれば，ここで得られるデータは（後ろ向き）コホート研究と同じことになり，結果を集計すると表8-2のようになって，ここでの累積罹患率比は

$$\frac{m_1/n_1}{m_0/n_0}$$

となるが，これは対照研究と考えた場合のオッズ比

$$\frac{m_1/m_0}{n_1/n_0}$$

と同じものである．

弁当摂取者からの標本をとって対照にしたら，ここで得られる表8-3の $c/d$ は $(n_1-m_1)/(n_0-m_0)$ でなく $n_1/n_0$ の推定値だということになる．$a/b$ は $m_1/m_0$ の推定値であるので，この場合も得られるオッズ比

$$\frac{a/b}{c/d} = \frac{ad}{bc} \text{ は,}$$

$$\frac{m_1/m_0}{n_1/n_0} = \frac{m_1/n_1}{m_0/n_0}$$

すなわち，特定のおかず摂取の有無別の，食中毒累積罹患率の比

$$\frac{m_1/n_1}{m_0/n_0}$$

の，偏りのない推定値であると考えられる．この場合，非発症者を対照にした場合には必要であった「累積罹患率（罹患率）が低いという前提条件」は不要である．ここで $c/d$ は $n_1/n_0$ の推定値となると考えたが，このような食中毒の場合対象者の観察期間はすべて同じ ($t$) で，$n_1 t = N_1$，$n_0 t = N_0$ であるので $c/d$ が $N_1/N_0$ と考えても差し支えない．このように考えるとこの場合のオッズ比は，前に説明した罹患率比の推定値であり，食中毒の場合もこの考え方が適用できたことになる．

しかし，食中毒調査の場合原因食品の探索が主目的であって，その食品の（偏りのない）罹患率比あるいは累積罹患率比を求めることは重要でない．実際，食中毒調査の対照は非発症者の中から選ぶのが一般的である．原因因子を探索することが目的である場合，また特に観察期間（十分な数の患者を把握するまでにかかる時間）が長くない場合，対照を観察期間の終わりの時点でまだ罹患しなかった者の中から選ぶことも有効である．

症例対照研究では，罹患率，累積罹患率などの罹患しやすさを示す疾病頻度指標の値そのものを得ることはできない．しかし，それにも関わらず，曝露群と非曝露群の疾病頻度の指標の比を推定できる．オッズ比がその推定値である．曝露と疾病罹患との関係を知るという意味ではこれで十分な情報である．症例対照研究はコホート研究よりも格段に実行が容易であるという点から，症例対照研究の有用性は強調されてよい．

# 4　交絡因子の調整

一般的に疾病の原因は単一とは限らない．ある1つの疾病の頻度に影響を与える因子，あるいは原因なっている因子は多数存在するのが普通である．

交絡因子の調整　133

　ある1つの因子の影響を調べる場合，他の因子が互いに無関係に存在する，言い換えると独立ならば問題はないが，この因子を持った者はある別の因子を持つ傾向がある場合，これら因子の影響を取り除いて目的とする因子の影響を観察するための特別な工夫が必要となる．酒を飲む者には喫煙する者が多く，喫煙するものには食道がんが多いことがわかっている場合，酒と食道がんとの関係を観察する際には喫煙の影響を取り除いたうえで，酒の影響をみなければならない．

　このような場合，喫煙を**交絡因子** confounding factor と呼ぶ．性や年齢は多くの場合，疾病の発生と関連し，しかも，原因である可能性の高い因子とも関連していることがあり，交絡因子として注意しなければならない．

## 1 層　　別

　交絡因子の影響を取り除く1つの方法は，交絡因子について均一である集団の観察を行うことである．たとえば対象を40歳代の男の非喫煙者に限定し，飲酒者と非飲酒者との比較を行うのである．このような方法を層別という．こうすれば両群の疾病頻度の差の検定や，相対危険の計算などはこれまで述べた単純な方法で間に合う．しかし，この場合十分な大きさの集団を得ることがしばしば困難となり，観察が無効になりやすいという欠点がある．

## 2 マンテル-ヘンツェル法 Mantel-Haenszel method

　マンテル-ヘンツェル法は集団を一部の階層に限定せず，解析の段階で交絡因子の影響を取り除いて目的とする因子の影響を明らかにすることのできる解析方法であり，症例-対照研究，コホート研究の際に利用される．

　マンテル-ヘンツェル法は，交絡因子の状況が均一な者のみからなる複数の階層にデータを分けて解析する方法である．コホート研究における累積罹患率，累積死亡率などの累積率は**表8-4**のようにまとめ，罹患率，死亡率などの分母が人時であるものの観察結果は**表8-5**のようにまとめる．また，症例-対照研究の結果は**表8-6**のようにまとめる．ここで $i$ は交絡因子の状況に基づいて分けられた階層を示す．マンテル-ヘンツェル法は，これら個々の階層から作られた分割表の観察数が少ない場合に，分割表を併合して全体的な結果を導く方法である．

表 8-4  累積率の $i$ 番目の階層のデータ（$i=1, 2, \cdots, G$）

|  |  | 曝 露 | | |
|---|---|---|---|---|
|  |  | あり | なし | |
| 罹 患 | あり | $a_i$ | $b_i$ | $m_{1i}$ |
|  | なし | $c_i$ | $d_i$ | $m_{0i}$ |
|  |  | $n_{1i}$ | $n_{0i}$ | $n_i$ |

表 8-5  罹患率，死亡率の観察結果の $i$ 番目の階層のデータ（$i=1, 2, \cdots, G$）

|  | 曝 露 | | |
|---|---|---|---|
|  | あり | なし | |
| 症例（死亡者）数 | $a_i$ | $b_i$ | $m_{1i}$ |
| 観 察 人 時 | $N_{1i}$ | $N_{0i}$ | $N_i$ |

表 8-6  患者-対照研究の結果の $i$ 番目の階層のデータ（$i=1, 2, \cdots, G$）

|  | 曝 露 | | |
|---|---|---|---|
|  | あり | なし | |
| 症 例 | $a_i$ | $b_i$ | $m_{1i}$ |
| 対 照 | $c_i$ | $d_i$ | $m_{0i}$ |
|  | $n_{1i}$ | $n_{0i}$ | $n_i$ |

　ここで，累積率の観察結果の表（表 8-4）と症例対照研究の表（表 8-6）との形が同じにみえるが，データ収集の方法は異なっている．前者では曝露者，非曝露者それぞれ $n_{1i}$，$n_{0i}$ 人の中から $a_i$，$b_i$ 人が罹患したというデータであり，後者では症例，対照それぞれ $m_{1i}$，$m_{0i}$ 人の中の過去の曝露者がそれぞれ $a_i$，$c_i$ 人であったという結果である．

　ここではすべての階層について，疾病と要因曝露との関係が等しいこと，言い換えると相対危険がすべての階層で同じ値である，と期待されることを前提としている．これが期待できない場合，たとえば喫煙者と非喫煙者で飲酒による食道がんの相対危険が異なると考えられる場合は，喫煙者と非喫煙

表8-7　累積率の結果のマンテル-ヘンツェル法による解析

| 検定統計量 | $\chi^2 = \dfrac{\left(\left|\sum_{i=1}^{G} a_i - \sum_{i=1}^{G} \dfrac{m_{1i}n_{1i}}{n_i}\right| - \dfrac{1}{2}\right)^2}{\sum_{i=1}^{G} \dfrac{n_{1i}n_{0i}m_{1i}m_{0i}}{n_i^2(n_i-1)}}$ |
|---|---|
| 相対危険推定値 | $\dfrac{\sum_{i=1}^{G} \dfrac{a_i n_{0i}}{n_i}}{\sum_{i=1}^{G} \dfrac{b_i n_{0i}}{n_i}}$ |

表8-8　罹患率，死亡率の観察結果のマンテル-ヘンツェル法による解析

| 検定統計量 | $\chi^2 = \dfrac{\left(\left|\sum_{i=1}^{G} a_i - \sum_{i=1}^{G} \dfrac{m_{1i}N_{1i}}{N_i}\right| - \dfrac{1}{2}\right)^2}{\sum_{i=1}^{G} \dfrac{m_{1i}N_{1i}N_{0i}}{N_i^2}}$ |
|---|---|
| 相対危険(率比)推定値 | $\dfrac{\sum_{i=1}^{G} \dfrac{a_i N_{0i}}{N_i}}{\sum_{i=1}^{G} \dfrac{b_i N_{1i}}{N_i}}$ |

表8-9　症例-対照研究の結果のマンテル-ヘンツェル法による解析

| 検定統計量 | $\chi^2 = \dfrac{\left(\left|\sum_{i=1}^{G} a_i - \sum_{i=1}^{G} \dfrac{m_{1i}n_{1i}}{n_i}\right| - \dfrac{1}{2}\right)^2}{\sum_{i=1}^{G} \dfrac{n_{1i}n_{0i}m_{1i}m_{0i}}{n_i^2(n_i-1)}}$ |
|---|---|
| 相対危険(オッズ比)推定値 | $\dfrac{\sum_{i=1}^{G} \dfrac{a_i d_{0i}}{n_i}}{\sum_{i=1}^{G} \dfrac{b_i c_{0i}}{n_i}}$ |

者を分けて観察すべきである．

　帰無仮説「曝露と疾病頻度とに関係がない」あるいは「曝露者の非曝露者に対する相対危険は1」のもとでマンテル-ヘンツェルの検定統計量は近似的に自由度1の$\chi^2$分布する．検定統計量の式，相対危険あるいは罹患率比の点推定の式は**表8-7，表8-8，表8-9**に示してある．

　ここで，マンテル-ヘンツェルの検定統計量について説明しておこう．表

8-4 の 2×2 分割表において，$a$ は帰無仮説「曝露と疾病は無関係」のもとで，平均が $n_1m_1/n$，分散が $n_1n_0m_1m_0/n^2(n-1)$ の超幾何分布に従い，次式

$$\frac{(a-n_1m_1/n)^2}{n_1n_0m_1m_0/n^2(n-1)}$$

が自由度 1 の $\chi^2$ 分布で近似できることはすでに述べた（92 ページ参照）．

ここで，階層 $i$ における分割表の各変数に添え字 $i$ をつけて表し，これを一つに併合して得られる $a_i$ の和 $\sum a_i$ を考えると，同じ帰無仮説の下でその平均は $\sum(n_{1i}m_{1i}/n_i)$ となる．また各分割表のデータは互いに独立であるから，$\sum a_i$ の分散は

**表 8-10　コホート研究による死亡率の観察結果のマンテル-ヘンツェル法による解析例（仮想例）**

| 階層 | | 死亡数 | | | 観察人年 | | |
| --- | --- | --- | --- | --- | --- | --- | --- |
| | | 高血圧 | | | 高血圧 | | |
| | | あり | なし | 計 | あり | なし | 計 |
| $i$ | | $a$ | $b$ | $m_1$ | $N_1$ | $N_0$ | $N$ |
| 1 | 60〜64歳 | 6 | 13 | 19 | 258.5 | 726.5 | 985 |
| 2 | 65〜69 | 9 | 17 | 26 | 272.5 | 816.5 | 1089 |
| 3 | 70〜74 | 15 | 21 | 36 | 316.0 | 688.0 | 1004 |
| | 計 | 30 | 51 | 81 | 847.0 | 2231.0 | 3078 |

$$\sum_{i=1}^{3} a_i = 30$$

$$\sum_{i=1}^{3} \frac{m_{1i}N_{1i}}{N_i} = \frac{19\times 258.5}{985} + \frac{26\times 272.5}{1089} + \frac{36\times 316}{1004} = 22.823$$

$$\sum_{i=1}^{3} \frac{m_{1i}N_{1i}N_{0i}}{N_i^2} = \frac{19\times 258.5\times 726.5}{985^2} + \frac{26\times 272.5\times 816.5}{1089^2} + \frac{36\times 316\times 688}{1004^2} = 16.320$$

$$\sum_{i=1}^{3} \frac{a_i N_{0i}}{N_i} = \frac{6\times 726.5}{985} + \frac{9\times 816.5}{1089} + \frac{15\times 688}{1004} = 21.452$$

$$\sum_{i=1}^{3} \frac{b_i N_{1i}}{N_i} = \frac{13\times 258.5}{985} + \frac{17\times 272.5}{1089} + \frac{21\times 316}{1004} = 14.275$$

$$\chi^2 = \frac{(|30-22.823|-0.5)^2}{16.320} = 2.73$$

（自由度 1 の $\chi^2$ 値（$\alpha=0.05$）3.84 より小なので有意差なし）

$$\text{相対危険} = \frac{21.452}{14.275} = 1.50$$

交絡因子の調整　137

表8-11　症例-対照研究の結果のマンテル-ヘンツェル法による解析例

| 階層 | | 症例 喫煙 | | | 対照 喫煙 | | | 計 喫煙 | | |
|---|---|---|---|---|---|---|---|---|---|---|
| | | あり | なし | 計 | あり | なし | 計 | あり | なし | 計 |
| $i$ | | $a$ | $b$ | $m_1$ | $c$ | $d$ | $m_0$ | $n_1$ | $n_0$ | $n$ |
| 1 | 家事従事 〜44歳 | 0 | 2 | 2 | 0 | 7 | 7 | 0 | 9 | 9 |
| 2 | 　　　　 45〜54 | 2 | 5 | 7 | 1 | 24 | 25 | 3 | 29 | 32 |
| 3 | 　　　　 55〜64 | 3 | 6 | 9 | 0 | 49 | 49 | 3 | 55 | 58 |
| 4 | 　　　　 65〜 | 0 | 11 | 11 | 0 | 42 | 42 | 0 | 53 | 53 |
| 5 | ホワイトカラー労働者 〜44歳 | 3 | 0 | 3 | 2 | 6 | 8 | 5 | 6 | 11 |
| 6 | 　　　　 45〜54 | 2 | 2 | 4 | 2 | 18 | 20 | 4 | 20 | 24 |
| 7 | 　　　　 55〜64 | 2 | 4 | 6 | 2 | 23 | 25 | 4 | 27 | 31 |
| 8 | 　　　　 65〜 | 0 | 6 | 6 | 1 | 11 | 12 | 1 | 17 | 18 |
| 9 | その他の職業 〜44歳 | 1 | 0 | 1 | 3 | 10 | 13 | 4 | 10 | 14 |
| 10 | 　　　　 45〜54 | 4 | 1 | 5 | 1 | 12 | 13 | 5 | 13 | 18 |
| 11 | 　　　　 55〜64 | 0 | 6 | 6 | 1 | 19 | 20 | 1 | 25 | 26 |
| 12 | 　　　　 65〜 | 1 | 3 | 4 | 0 | 15 | 15 | 1 | 18 | 19 |
| 合計 | | 18 | 46 | 64 | 13 | 236 | 249 | 31 | 282 | 313 |

（N. Mantel, W. Haenszel ; J. Nat. Cancer Inst. 22 : 719-748, 1959）

$$\sum_{i=1}^{12} a_i = 18 \qquad \sum_{i=1}^{12} \frac{a_i d_i}{n_i} = 12.825$$

$$\sum_{i=1}^{12} \frac{m_{1i} n_{1i}}{n_i} = 6.375 \qquad \sum_{i=1}^{14} \frac{b_i c_i}{n_i} = 1.201$$

$$\sum_{i=1}^{12} \frac{n_{1i} n_{0i} m_{1i} m_{0i}}{n_i^2 (n_i - 1)} = 4.036$$

$$\chi^2 = \frac{(|18 - 6.375| - 0.5)^2}{4.036} = 30.66$$

（自由度1の$\chi^2$値（$\alpha = 0.05$）3.84より大なので有意差あり）

相対危険 $= \dfrac{12.825}{1.201} = 10.68$

$$\sum (n_{1i} n_{0i} m_{1i} m_{0i} / n_i^2 (n_i - 1))$$

と表される．$\sum a_i$ の分布は正規分布で近似されるので，

$$\frac{(\sum a_i - \sum n_{1i}m_{1i}/n_i)^2}{\sum(n_{1i}n_{0i}m_{1i}m_{0i}/n_i^2(n_i-1))}$$

は自由度1の$\chi^2$分布で近似できる．表8-7の検定統計量の式はこれに連続性の補正を加えたものである．

**表 8-10** は高血圧と死亡との関係を見ることを目的としてコホート研究により死亡率を観察した場合に年齢の影響を取り除いた解析を行う場合の仮想例である．

**表 8-11** には年齢と職業が交絡因子である場合にこの影響を取り除いて喫煙の肺がんに対する影響を観察した症例-対照研究の数値例を示す．これはマンテル-ヘンツェルの論文で示されている例である．

## 5　死亡率と年齢調整死亡率 age-adjusted mortality rate

前に述べた死亡率などの疾病頻度の指標は，集団の死亡や罹患の状況を示すものである．異なった環境の中にある，あるいは異なった習慣を持つ集団の間でこれらの指標に違いが認められる場合，その環境または習慣が疾病頻度の差の原因，つまり，疾病発生の原因であるかもしれないと疑う根拠となる．ところで，たいていの疾患において年齢の異なる集団では疾病頻度も異なる．すなわち，年齢が疾病頻度の違いの原因，疾病発生の1つの原因であることは自明のことである．年齢の異なった集団どうしで疾病頻度の比較をし，違いを認めても，その差の原因が年齢であるかもしれず未知の原因の追求のためには役立たない．

年齢調整死亡率は年齢構成の違いを調整して，死亡に対する年齢の影響を取り除いたうえで集団間の死亡率の違いを比較するための指標である．前述のマンテル-ヘンツェル法もこれと同様，ある因子の影響を取り除いたうえでの疾病頻度の比較を目的とするものであるが，マンテル-ヘンツェル法は目的とする因子に関して対照的な2集団の疾病頻度の比較によってその因子についての相対危険を推定するのが主な目的であるのに対し，年齢調整死亡率は同じ基準に基づいて多数の集団の（調整された）死亡率，集団の死亡状況を求めて全般的な死亡率の格差を観察するのが主な目的である．調整死亡率もマンテル-ヘンツェル法の場合と同様，すべての年齢階級にわたって同

じように死亡率が高いあるいは低い傾向が想定される場合に有用であり，ある年齢では基準よりも死亡率が高く，他の年齢では逆に低いというような場合は，それぞれの年齢階級ごとに観察する方が適切である．

集団を構成する者の年齢を考慮せず，一括したままで求めた死亡率を特に**粗死亡率** crude mortality rate と呼ぶことがある．また特定の年齢あるいは狭い年齢階層（たとえば20～24歳）に限って求めた死亡率を，**年齢別死亡率** age—specific mortality rate あるいは**年齢階級別死亡率**と呼ぶ．

年齢調整死亡率を訂正死亡率と呼ぶことがあるが，誤った値を正しい値に訂正したものではないので，不適当な名称である．

次に2つの年齢調整死亡率の求め方について説明する．これとまったく同じ方法は，年齢の影響だけでなく，他の因子，たとえば性や喫煙状況など，すでに疾病頻度に影響を与えることがわかっている因子について，その影響を取り除いて疾病頻度を比較する場合にも応用することができる．また調整する疾病頻度は死亡率に限ったものではなく，有病率や罹患率についても同じである．つまり喫煙状況調整肺がん罹患率などを考えることも可能である．

## 1 直接法

観察対象集団の年齢階級 $i$ の観察人年が $N_{1i}$，死亡数が $a_i$ としたとき，年齢階級それぞれに対する重み $w_i$ を使って，

$$\sum (a_i/N_{1i}) \times w_i$$

が直接法による年齢調整死亡率である．ここで $\sum$ はすべての年齢階級 $i$ についての和を示す．$w_i$ は

$$\sum w_i = 1$$

となる値とする．通常は特定の人口集団の年齢階級別人口 $N_{0i}$ を基準として使って

$$w_i = N_{0i}/\sum N_{0i}$$

とする．基準として用いた人口を基準人口あるいは標準人口と呼ぶ．年齢調整死亡率の式は

$$\frac{\sum (a_i/N_{1i}) \times N_{0i}}{\sum N_{0i}}$$

と書きなおすことができる．いま，基準人口をもつ仮想人口集団を考えると，分母はその人口，分子はその仮想的集団において観察対象集団の年齢階級別死亡率と同じ率で死亡が起こった場合に観察される死亡数，と考えることができる．

## 2 間接法

間接法では観察対象集団の年齢階級別人口 $N_{1i}$ と総死亡数 $\sum a_i$ それと基準とする集団の粗死亡率 $\frac{\sum c_i}{\sum N_{0i}}$ とその集団の年齢階級別死亡率 $\frac{c_i}{N_{0i}}$ を使う．観察対象集団の年齢階級別死亡数 $a_i$ を使わないところに特徴がある．

$$\frac{\sum a_i}{\sum N_{1i} \times (c_i/N_{0i})} \times \frac{\sum c_i}{\sum N_{0i}}$$

が間接法による年齢調整死亡率である．基準とする死亡率のもととなった集団を基準集団あるいは標準集団と呼び，その死亡率を基準死亡率と呼ぶ．

$$\sum N_{1i} \times \frac{c_i}{N_{0i}}$$

は観察対象集団の年齢階級別死亡率が基準集団のそれと同じであった場合に観察対象集団において観察されると期待される死亡数である．これを期待死亡数と呼ぶ．

$$\frac{\sum a_i}{\sum N_{1i} \times \frac{c_i}{N_{0i}}}$$

を**標準化死亡比** standardized mortality ratio（**SMR**）と呼ぶ．これは実際の死亡数と期待死亡数との比であり，この値が1より大であれば観察集団は基準集団よりも死亡水準が高く，1より小であれば観察集団の死亡水準が低いと考えることができる．

## 3 直接法と間接法 および マンテル-ヘンツェル法

直接法による計算では観察対象集団の年齢階級別死亡率を使うために年齢階級別死亡数と年齢階級別観察人年のデータが必要であるが，間接法では年

表 8-12 直接法による年齢調整死亡率計算例

| 年齢階級 $i$ | 観察対象集団死亡数 $a$ | 観察人年(年央人口) $N_1$ | 基準人口 $N_0$ |
|---|---|---|---|
| 1  0〜4歳 | 0 | 71,453 | 4,336,838 |
| 2  5〜9 | 0 | 81,483 | 5,109,227 |
| 3  10〜14 | 0 | 69,036 | 4,564,462 |
| 4  15〜19 | 0 | 60,093 | 4,194,921 |
| 5  20〜24 | 0 | 55,060 | 3,932,017 |
| 6  25〜29 | 1 | 73,790 | 4,513,252 |
| 7  30〜34 | 1 | 85,062 | 5,388,380 |
| 8  35〜39 | 13 | 67,834 | 4,568,728 |
| 9  40〜44 | 17 | 60,407 | 4,137,879 |
| 10  45〜49 | 35 | 59,741 | 4,016,696 |
| 11  50〜54 | 34 | 56,388 | 3,531,231 |
| 12  55〜59 | 54 | 40,849 | 2,494,018 |
| 13  60〜64 | 66 | 31,700 | 1,932,902 |
| 14  65〜69 | 89 | 28,233 | 1,734,457 |
| 15  70〜74 | 99 | 21,288 | 1,312,106 |
| 16  75〜79 | 97 | 13,136 | 845,842 |
| 17  80〜 | 50 | 8,415 | 588,331 |
| 計 | 556 | 883,968 | 57,201,287 |

$$\sum_{i=1}^{17} \frac{a_i}{N_{1i}} N_{0i} = 35280$$

$$\sum_{i=1}^{17} N_{0i} = 57201287$$

$$\text{年齢調整死亡率} = \frac{35280}{57201287} = 0.0006168$$

齢階級別観察人年と合計死亡数が得られれば計算できる.

年齢調整死亡率は比較のための値であり,その値単独では意味を持たない.したがってこれを基準集団の粗死亡率で割って,指数として観察するのが便利である.直接法の場合これを**調整死亡率指数** comparative mortality figure (CMF) と呼び,次の式となる.

$$\frac{\sum (a_i/N_{1i}) N_{0i}}{\sum N_{0i}} \bigg/ \frac{\sum c_i}{\sum N_{0i}}$$

表 8-13 間接法による年齢調整死亡率計算例

| 年齢階級 $i$ | 観察対象集団 | | 基準人口 | |
|---|---|---|---|---|
| | 死亡数 $a$ | 観察人年(年央人口) $N_1$ | 死亡数 $c$ | 観察人年(年央人口) $N_0$ |
| 1  0〜4歳 | ⋮ | 71,453 | 0 | 4,336,838 |
| 2  5〜9 | ⋮ | 81,483 | 0 | 5,109,227 |
| 3  10〜14 | ⋮ | 69,036 | 0 | 4,564,462 |
| 4  15〜19 | ⋮ | 60,093 | 5 | 4,194,921 |
| 5  20〜24 | ⋮ | 55,060 | 28 | 3,932,017 |
| 6  25〜29 | ⋮ | 73,790 | 105 | 4,513,252 |
| 7  30〜34 | ⋮ | 85,062 | 305 | 5,388,380 |
| 8  35〜39 | ⋮ | 67,834 | 526 | 4,568,728 |
| 9  40〜44 | ⋮ | 60,407 | 797 | 4,137,879 |
| 10  45〜49 | ⋮ | 59,741 | 1,582 | 4,016,696 |
| 11  50〜54 | ⋮ | 56,388 | 2,645 | 3,531,231 |
| 12  55〜59 | ⋮ | 40,849 | 2,630 | 2,494,018 |
| 13  60〜64 | ⋮ | 31,700 | 3,603 | 1,932,902 |
| 14  65〜69 | ⋮ | 28,233 | 5,012 | 1,734,457 |
| 15  70〜74 | ⋮ | 21,288 | 5,472 | 1,312,106 |
| 16  75〜79 | ⋮ | 13,136 | 4,743 | 845,842 |
| 17  80〜 | ⋮ | 8,415 | 3,572 | 588,331 |
| 計 | 556 | 883,968 | 30,845 | 57,201,287 |

基準人口死亡率　$d_i = \dfrac{c_i}{N_{0i}}$

基準人口粗死亡率　$D = \dfrac{\Sigma c_i}{\Sigma N_{0i}} = \dfrac{30845}{57201287} = 0.00053924$

期待死亡数　$\Sigma N_{1i} d_i = \Sigma N_{1i} \dfrac{c_i}{N_{0i}} = 486.611$

SMR（標準化死亡比）$= \dfrac{\Sigma a_i}{期待死亡数} = \dfrac{556}{486.6} = 1.14$

調整死亡率 $= 1.14 \times 0.00053924 = 0.0006147$

間接法では SMR がこれにあたる．

表 8-12, 13 は調整死亡率の計算例である．

実際上 CMF と SMR とはよく似た値を示すことが多い．対象集団の年齢階級別死亡率と基準集団の年齢階級別死亡率との比がすべての年齢階級について一定（たとえば$K$），すなわち，

$$\frac{a_i}{N_{1i}} \bigg/ \frac{c_i}{N_{0i}} = K$$

で，年齢階級別死亡率比 $K$ が年齢階級 $i$ に依存しないとき，CMF と SMR とはいずれも $K$ になることが数学的に証明できる（ここで観察値とパラメータとを同じ記号で表していることに注意）．実際，この条件がほぼ成立していることが多い．

すなわち，ある集団の若年者の死亡率が基準集団の同年齢の死亡率の $K$ 倍であるとき，同じ集団の高齢者の死亡率も基準集団の高齢者の死亡率の $K$ 倍に近い値であることが多い．このような条件が成り立たない場合，たとえばある集団の若年者は基準より死亡率が高いが高齢者では逆に基準集団より死亡率が低いという場合には調整死亡率の計算方法によって得られる結果が極端に違うことになる．いずれの結果が正しいということではなく，このような場合は若年者，高齢者を別々に観察するべきであり，調整死亡率を求めること自体に意味がないと考えるべきである．

CMF や SMR また，マンテル-ヘンツェル法による罹患率（死亡率）比は

$$\frac{a_1}{N_{1i}} \bigg/ \frac{c_i}{N_{0i}} = \frac{a_i N_{0i}}{c_i N_{1i}} = K$$

すなわち，年齢階級別死亡率比 $K$ が年齢階級 $i$ に依存しないことが仮定できるとき（観察値とパラメータとを同じ記号で表していることに注意），集団のパラメータ $K$ の値を推定するための方法であると考えることができる．
すなわち，CMF は

$$\frac{\sum (a_i/N_{1i}) N_{0i}}{\sum N_{0i}} \bigg/ \frac{\sum c_i}{\sum N_{0i}}$$

$$= \frac{\sum (a_i/N_{1i}) N_{0i}}{\sum c_i} = \frac{\sum w_{1i} \frac{a_i N_{0i}}{c_i N_{1i}}}{\sum w_{1i}} \quad (\text{ただし } w_{1i} = c_i)$$

であり，SMR は

$$\frac{\sum a_i}{\sum N_{1i} \frac{c_i}{N_{0i}}} = \frac{\sum w_{2i} \frac{a_i N_{0i}}{c_i N_{1i}}}{\sum w_{2i}} \quad \left(\text{ただし } w_{2i} = \frac{N_{1i} c_i}{N_{0i}}\right)$$

となり，CMF は 基準集団の年齢階級別死亡数 $c_i$ を，SMR は 対象集団の

年齢階級別期待死亡数

$$\frac{N_{1i}c_i}{N_{0i}}$$

を重みにした，年齢階級別死亡率比

$$\frac{a_iN_{0i}}{c_iN_{1i}}$$

の重み付き平均となっていることがわかる．この重みの違いによって，SMRでは，対象集団の人口の小さな年齢階級の死亡率が急増しても，あまり大きな影響を受けないが，CMFでは人口の小さい年齢階級の死亡率が異常に大きな値をとった場合には大きな影響を受けるといった性格をもつことになる．すなわち，SMRでは，対象集団の人口の小さな年齢階級の死亡率が偶然変動のために極端に大きくなっても，その重みは小さいが，CMFの重みは対象集団の人口とは無関係で，基準集団の比較的大きな重みを付けるためである．CMFは対象集団とは関係のない重みを用いているが，SMRは対象集団の年齢階級別死亡率の変動の大きさに応じた（変動が大きい場合は重みを小さく，変動が小さい場合は重みを大きくする）重みを与えている．ところで，マンテル-ヘンツェル法による罹患率（死亡率）比の推定値（MHE）はどうであろうか．表8-8より，推定値は

$$\frac{\sum \frac{a_iN_{0i}}{N_i}}{\sum \frac{c_iN_{1i}}{N_i}} = \frac{\sum \frac{a_iN_{0i}}{(N_{1i}+N_{0i})}}{\sum \frac{c_iN_{1i}}{(N_{1i}+N_{0i})}} = \frac{\sum w_{3i}\frac{a_iN_{0i}}{c_iN_{1i}}}{\sum w_{3i}} \quad \left(\text{ただし } w_{3i}=\frac{c_iN_{1i}}{(N_{1i}+N_{0i})}\right)$$

となり，やはり年齢階級別死亡率比

$$\frac{a_iN_{0i}}{c_iN_{1i}}$$

の重み付き平均となっていることがわかる．この場合の重み $w_{3i}$ は，CMFの重み $w_{1i}$ とSMRの重み $w_{2i}$ の調和平均（逆数の平均の逆数）の定数倍（1/2倍）となっている．そこで，

$$w_{3i}=\frac{w_{1i}w_{2i}}{w_{1i}+w_{2i}}=\frac{w_{2i}}{(1+N_{1i}/N_{0i})}$$

とも書ける．SMRの推定をする場合，対象集団の人口 $N_{1i}$ は基準集団の人口 $N_{0i}$ に比べ著しく小さい場合が多い．したがって $w_{3i}$ は $w_{2i}$ に近い値にな

表 8-14　ある対象集団の死亡状況（仮想例）

（死亡率は千人年対）

| 年齢階級<br>（歳） | 対象集団 | | | 基準集団 | | | 死亡率比<br>$K_i$ |
|---|---|---|---|---|---|---|---|
| | 死亡数<br>$a_i$ | 観察人年<br>（年央人口）<br>$N_{1i}$ | 死亡率<br>$p_{1i}$ | 死亡数<br>$c_i$ | 観察人年<br>（年央人口）<br>$N_{0i}$ | 死亡率<br>$p_{0i}$ | |
| 20〜29 | 1 | 50 | 20.00 | 6 | 14,000 | 0.43 | 46.67 |
| 30〜39 | 1 | 900 | 1.11 | 16 | 15,000 | 1.07 | 1.04 |
| 40〜49 | 3 | 1,450 | 2.07 | 20 | 14,000 | 1.43 | 1.45 |
| 50〜59 | 10 | 2,000 | 5.00 | 50 | 13,000 | 3.85 | 1.30 |
| 60〜69 | 30 | 1,800 | 16.67 | 120 | 10,000 | 12.00 | 1.39 |
| 総数 | 45 | 6,200 | 7.26 | 212 | 66,000 | 3.21 | 2.26 |

る（一般に，調和平均は小さい方に近づく）．したがって，SMR は MHE に近い値となるという性質を持っている．

**表 8-14** はある対象集団とそれより人口規模の大きい基準集団について，20 歳から 60 歳代における死亡状況を表した仮想的データである．

この例では対象集団における 20 歳，30 歳の若い層が極端に少なく，そのところに 20 歳代の死亡が 1 件生じた場合を示している．また，死亡率比の列をみると 40〜60 歳において対象集団は基準集団より死亡率が 4 割ほど高い．この対象集団の SMR 値は 139.1，また，MHE 値は 139.5 であり，その傾向をよく表している．しかし，CMF 値は 262.9 と 2 倍近く高い．これは 20 歳代において生じた 1 件の死亡により，そこの年齢階級死亡率が 20.0，その結果，死亡率比が 46.67 と著しく高くなったためである．また，試みに 20 歳代の死亡がなかったものとして再計算すると，CMF の値は 130.8 に下がるが SMR と MHE の値はそれぞれ 136.0，135.9 に留まり，あまり変わらない．

指標の重みの付けかたで，その安定性がいかに大きく影響されるかがわかる．

特定の年齢階級において対象集団の人口が少なく，基準集団の人口構成ではその年齢階級の人口が少なくない場合，直接法による調整死亡率の値はこ

の年齢階級の死亡率の影響を特に強く受けることがある．対象人口が少ない年齢階級の死亡率は偶然変動が大きいので，これは大変不都合である．これに対して間接法では，対象集団の年齢階級別死亡率を使わないのでこのようなことは起こりにくい．間接法による調整死亡率の方が直接法によるそれよりも，一般にばらつき，偶然の変動が小さいということができる．

# 9 生命表

## 1　生命表とは

　各個体について観察を開始してからある現象が発生するまでの期間の長さがデータとして得られた場合，これを**寿命データ**という．一般に利用されている寿命データは，一定地域の出生を観察開始，死亡を現象発生とした寿命の解析（狭義の生命表），あるいは治療の施行を観察開始，死亡，あるいは再発を現象発生とした治療効果判定などに利用されている．このような寿命データを用いた解析の1つに**生命表法** life table method がある．

　生命表にはコホート生命表と現状生命表がある．コホート生命表は特定された集団（たとえばある年1年間に生まれた者すべて）の各個体を観察開始より終了に至るまで追跡し，個々の寿命データにより作成されるものである．後述するカプラン-マイヤー法はコホート生命表に関するものである．

　これに対して，一定期間（通常は1年間）内の年齢別死亡率をもとに，この期間の死亡率が将来とも続くと仮定して導き出される生命表を現状生命表という．すなわち現在の死亡状況が将来とも続き，かつこの状況のもとで毎年同じ数の出生があると仮定すると，各年齢階級の人口，死亡率などは一定となる．このような仮想の状況のもとでの寿命データを用いたのが現状生命表である．一般集団についてコホート生命表を作成するには非常に長期にわたる観察が必要であり，その意義も薄い．したがって一般には現状生命表が用いられている．

　日本では5年に1回，国勢調査が実施される年（近年では西暦の年号が5

で割り切れる年）に国勢調査および人口動態死亡統計の結果を用いて現状生命表が作られており，これを**完全生命表**という．さらにこれを補う形で毎年推計人口と人口動態死亡統計より**簡易生命表**が作られている．完全生命表および簡易生命表は厚生統計協会が毎年発行している「厚生の指標」臨時増刊「国民衛生の動向」に掲載されている．完全生命表と簡易生命表の値に差はほとんど認められない．以降は特に断わらない限り，現状生命表を単に生命表と呼ぶ．

本章では大きな人口集団での生命表法の考え方および計算方法を述べた後，コホート研究における生命表法および小規模集団でのデータの扱い方（カプラン-マイヤー法）について説明する．

# 2　生命表関数

特定集団で出生数 $l_0$ が観察された場合，時間とともに死亡者が出て，生き残ったものの数は図9-1の曲線のようになる．これを生存曲線と呼ぶ．現状生命表では観察時点の年齢階級別死亡率が永久に続くことを仮定しており，出生数が同じ場合，$x$ 歳における**生存数** $l_x$，$x$ 歳から $x+1$ 歳までの**定常人口** $L_x$，$x$ 歳以上の**累積定常人口** $T_x$ が決定する（図9-1参照）．また $x$ 歳以上の定常人口 $T_x$ を $x$ 歳の生存数 $l_x$ で除したものを $x$ 歳の**平均余命**といい，$\overset{\circ}{e}_x$ で表す．

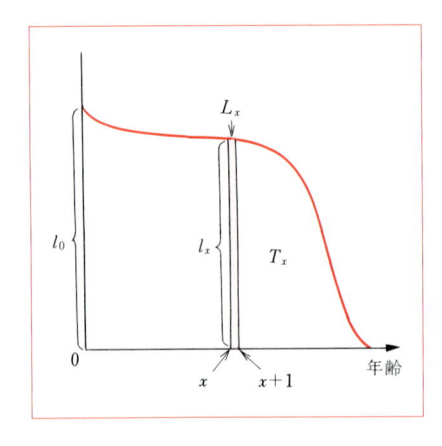

$$\overset{\circ}{e}_x = T_x / l_x$$

**図9-1　生存曲線 $l_x$ のグラフ**
$L_x$：$x$ 歳の定常人口
$T_x$：$x$ 歳以上の累積定常人口
$T_x/l_x(=\overset{\circ}{e}_x)$：$x$ 歳の平均余命
通常 $l_0=100,000$ として $l_x$, $L_x$, $T_x$ を計算する．

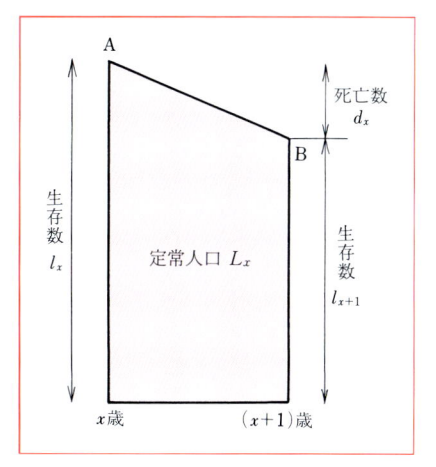

**図 9-2 生命表関数の模式図**
A〜Bを直線とみなし，$q_x = \dfrac{M_x}{1+0.5M_x}$
（$q_x$：年齢別死亡確率，$M_x$：年齢別死亡率）とする．

平均余命は当該年の死亡状況が今後とも続くと仮定した場合の，各年齢における今後の生存年数の期待値ということができる．そして0歳の平均余命 $\mathring{e}_0$ を特にその集団の**平均寿命**という．

図9-1の$x$歳から$x+1$歳の部分を拡大すると**図9-2**のようになる．$x$歳の者が$x+1$歳に達する前に死亡する確率を$q_x$（**死亡確率**と呼ぶ．死亡率とは異なる）とすると，$x$歳から$x+1$歳になるまでの1年間に死亡する者の数$d_x$は

$$d_x = l_x \times q_x$$

と表現される．

したがって，生命表は各年齢における死亡確率$q_x$によって，すべて決定する．この生命表の基になる死亡確率$q_x$と年齢階級別死亡率$M_x$の関係は

$$q_x \fallingdotseq \frac{M_x}{1+0.5M_x}$$

という近似式で表現される（8章122ページ参照のこと）．ただしこの式で図9-2の線分ABが直線とみなした場合，等号が成り立つ．実際の完全生命表では，$x$歳から$x+1$歳の間で死亡した者の生存期間を詳細に観察して$q_x$を算出している．

各生命表関数は**表9-1**に示すような方法で算出される．まず各年齢における死亡率$M_x$を計算し，これより各生命表関数のもとになる死亡確率$q_x$を計算する．次に0歳の生存数 $l_0 = 100{,}000$ とし，生命表上の0歳の死亡数 $d_0$

表 9-1 生命表関数の算出方法

| 年齢 ① $x$ | 死亡確率 ② $q_x$ | 生存数 ③ $l_x$ | 生命表上の死亡数 ④ $d_x$ | 特定年齢の定常人口 ⑤ $L_x$ | 特定年齢以上の定常人口 ⑥ $T_x$ | 平均余命 ⑦ $\overset{\circ}{e}_x$ |
|---|---|---|---|---|---|---|
| 0 | $q_0$ | $l_0 (=10万)$ | $d_0 (= l_0 q_0)$ | $L_0 (= (l_0 + l_1)/2)$ | $T_0 (= T_1 + L_0)$ | $T_0/l_0$ |
| 1 | $q_1$ | $l_1 (= l_0 - d_0)$ | $d_1 (= l_1 q_1)$ | $L_1 (= (l_1 + l_2)/2)$ | $T_1 (= T_2 + L_1)$ | $T_1/l_1$ |
| 2 | $q_2$ | $l_2 (= l_1 - d_1)$ | $d_2 (= l_2 q_2)$ | $L_2 (= (l_2 + l_3)/2)$ | $T_2 (= T_3 + L_2)$ | $T_2/l_2$ |
| …… | …… | …… | …… | …… | …… | …… |
| $k$ | $q_k$ | $l_k (= l_{k-1} - d_{k-1})$ | $d_k (= l_k q_k)$ | $L_k (= (l_k + l_{k+1})/2)$ | $T_k (= T_{k+1} + L_k)$ | $T_k/l_k$ |
| …… | …… | …… | …… | …… | …… | …… |
| $w$ | $q_w$ | $l_w (= l_{w-1} - d_{w-1})$ | $d_w (= l_w)$ | $L_w (= l_w/2)$ | $T_w (= L_w)$ | $T_w/l_w$ |

$$q_x \fallingdotseq \frac{M_x}{1 + 0.5 M_x} \qquad w は最終階級$$

①から⑤を年齢の若い順（上から下）に計算し，次に⑥を高齢者の方から（下から上）に計算し，最後に⑦を求める．

$=l_0 \times q_0$ を計算する．以降 $l_x=l_{x-1}-d_{x-1}$，$d_x=l_x \times q_x$ で生命表上の生存数 $l_x$ と死亡数 $d_x$ がすべての年齢で算出される．次に各年齢の定常人口 $L_x$ を，$L_x=(l_x+l_{x-1})/2$ より求める．ただし最終階級は，$L_w=l_w/2$（$w$ は最終階級を表す）とする．特定年齢以降の定常人口 $T_x$ は高齢者の方から計算する．最終階級で $T_w=L_w$ とし，引き続き $T_x=T_{x+1}+L_x$ を計算する．最後に各年齢における平均余命 $\mathring{e}_x=T_x/l_x$ を計算する．

前章で述べた年齢調整死亡率は，直接法にしても間接法にしても，基準集団における人口構成（直接法）や死亡率（間接法）によって観察集団の値が変わってくる．これに対して生命表は観察集団の各年齢における死亡状況だけから算出される利点を持つ．このため集団における死亡状況の観察の場合には欠かせない資料の1つである．

以上述べた生命表はすべての死亡を観察対象としているが，集団における特定の原因による死亡の平均余命への影響を観察することも可能である．すなわち特定の死因による死亡が0という仮定のもとで年齢階級別死亡率を計算し，これをもとに生命表を作成する．観察集団の寿命への影響が大きい死因ほど，除去した場合の平均余命の伸びも大きくなる．

# 3 生命表関数の簡便な計算法

前項で述べた生命表の作成方法はすべての年齢で死亡確率 $q_x$ を計算し，これをもとに各関数を算出している．しかし既存の資料では，地域における年齢別死亡率は計算する際の分母となる年齢別人口が小さくなるため，普通は5歳階級で表されていることが多い．また，生命表を作成する際，いくつかの年齢をまとめた年齢階級別に生命表関数を計算すれば，人口が小さいことによる偶然変動を小さくすることができる．このため，年齢階級を併合した（たとえば5歳階級ごと）生命表関数の簡便な計算方法がいくつか提唱されている．ここではチャン C. L. Chiang によって提唱された方法を紹介する．

チャンの方法は各年齢階級における死亡確率 $q_x$ が求まれば，後の計算は前項で説明した方法と基本的には同じである．年齢階級別死亡確率 $q_x$ は

$$q_x = \frac{t_x M_x}{1+(1-a_x)\, t_x M_x}$$

表 9-2 1995年の完全生命表より算出したチャンの方法における各年齢階級の $a_x$ 値

| 年齢階級（歳） | 男 | 女 |
|---|---|---|
| 0 | 0.197 | 0.198 |
| 1〜4 | 0.407 | 0.388 |
| 5〜9 | 0.470 | 0.459 |
| 10〜14 | 0.535 | 0.525 |
| 15〜19 | 0.576 | 0.543 |
| 20〜24 | 0.496 | 0.499 |
| 25〜29 | 0.508 | 0.523 |
| 30〜34 | 0.515 | 0.529 |
| 35〜39 | 0.530 | 0.535 |
| 40〜44 | 0.543 | 0.541 |
| 45〜49 | 0.539 | 0.536 |
| 50〜54 | 0.535 | 0.530 |
| 55〜59 | 0.539 | 0.531 |
| 60〜64 | 0.535 | 0.534 |
| 65〜69 | 0.527 | 0.537 |
| 70〜74 | 0.529 | 0.545 |
| 75〜79 | 0.523 | 0.541 |
| 80〜84 | 0.506 | 0.532 |
| 85〜89 | 0.473 | 0.507 |
| 90〜94 | 0.427 | 0.465 |
| 95〜99 | 0.376 | 0.413 |

で計算できる（ただし最終階級では $q_w=1$ とする）．この式で $t_x$ は階級の幅で，通常 $t_0=1$, $t_1=4$, $t_i=5$ （$i≧2$）とする．すなわち死亡率の違いから，最初の年齢階級は0歳のみ，次は1から4歳，以降は5歳階級とする．$M_x$ は各年齢階級における死亡率である．$a_x$ はその年齢階級内で死亡した人がその区間で生存した長さの割合の平均であり，これを使うところにこの方法の特徴がある．図9-2 では線分 AB を直線と見なしたが，各年齢階級の幅を広げると，この直線性が保証されないために，この $a_x$ を利用して補正する．線分 AB が上に凸の曲線だと $a_x>0.5$，下に凸の場合は $a_x<0.5$ となる．1995年の完全生命表を基に算出した各年齢階級の $a_x$ 値を**表9-2** に示す．

以下の計算は

$$l_0=100,000$$

$$d_x=l_x q_x$$

$$l_{x+1}=l_x-d_x \ (=l_x(1-q_x))$$

$$L_x=t_x l_x(1-q_x+a_x q_x),$$

$$(1≦x≦w-1 \text{ の場合})$$

$$L_w=l_w/M_w \ (w \text{ は最終階級})$$

生命表関数の簡便な計算法　153

表 9-3　チャンの簡便法による生命表の計算例

| 年齢(階級) | 階級幅 $t_x$ | 人口 $N_x$ | 死亡数 $D_x$ | 死亡率 $M_x$ | $a_x$ | 死亡確率 $q_x$ | 生存数 $l_x$ | 生命表上の死亡数 $d_x$ | 定常人口 $L_x$ | 累積定常人口 $T_x$ | 平均余命 $e_x$ |
|---|---|---|---|---|---|---|---|---|---|---|---|
| 0 | 1 | 411 | 2 | 0.004866 | 0.197 | 0.004847 | 100,000 | 485 | 99,611 | 7,261,583 | 72.6 |
| 1〜4 | 4 | 1,971 | 1 | 0.000507 | 0.407 | 0.002027 | 99,515 | 202 | 397,583 | 7,161,972 | 72.0 |
| 5〜9 | 5 | 2,893 | 0 | 0.000000 | 0.470 | 0.000000 | 99,314 | 0 | 496,568 | 6,764,389 | 68.1 |
| 10〜14 | 5 | 2,464 | 2 | 0.000812 | 0.535 | 0.004051 | 99,314 | 402 | 495,632 | 6,267,821 | 63.1 |
| 15〜19 | 5 | 1,910 | 0 | 0.000000 | 0.576 | 0.000000 | 98,911 | 0 | 494,556 | 5,772,189 | 58.4 |
| 20〜24 | 5 | 1,650 | 3 | 0.001818 | 0.496 | 0.009049 | 98,911 | 895 | 492,301 | 5,277,633 | 53.4 |
| 25〜29 | 5 | 2,116 | 1 | 0.000473 | 0.508 | 0.002360 | 98,016 | 231 | 489,512 | 4,785,332 | 48.8 |
| 30〜34 | 5 | 2,728 | 7 | 0.002566 | 0.515 | 0.012751 | 97,785 | 1,247 | 485,901 | 4,295,820 | 43.9 |
| 35〜39 | 5 | 2,448 | 7 | 0.002859 | 0.530 | 0.014202 | 96,538 | 1,371 | 479,468 | 3,809,920 | 39.5 |
| 40〜44 | 5 | 2,082 | 10 | 0.004803 | 0.543 | 0.023755 | 95,167 | 2,261 | 470,669 | 3,330,451 | 35.0 |
| 45〜49 | 5 | 2,025 | 12 | 0.005926 | 0.539 | 0.029230 | 92,906 | 2,716 | 458,272 | 2,859,782 | 30.8 |
| 50〜54 | 5 | 1,818 | 4 | 0.002200 | 0.535 | 0.010945 | 90,191 | 987 | 448,658 | 2,401,510 | 26.6 |
| 55〜59 | 5 | 1,384 | 16 | 0.011561 | 0.539 | 0.056303 | 89,203 | 5,022 | 434,441 | 1,952,852 | 21.9 |
| 60〜64 | 5 | 1,087 | 19 | 0.017479 | 0.535 | 0.083983 | 84,181 | 7,070 | 404,468 | 1,518,411 | 18.0 |
| 65〜69 | 5 | 902 | 31 | 0.034368 | 0.527 | 0.158923 | 77,111 | 12,255 | 356,574 | 1,113,943 | 14.4 |
| 70〜74 | 5 | 658 | 34 | 0.051672 | 0.529 | 0.230330 | 64,856 | 14,938 | 289,102 | 757,369 | 11.7 |
| 75〜79 | 5 | 470 | 31 | 0.065957 | 0.523 | 0.284961 | 49,918 | 14,225 | 215,664 | 468,267 | 9.4 |
| 80〜84 | 5 | 250 | 25 | 0.100000 | 0.506 | 0.400962 | 35,693 | 14,312 | 143,117 | 252,603 | 7.1 |
| 85〜89 | 5 | 49 | 8 | 0.163265 | 0.473 | 0.570776 | 21,382 | 12,204 | 74,750 | 109,486 | 5.1 |
| 90〜94 | 5 | 27 | 6 | 0.222222 | 0.427 | 0.678887 | 9,178 | 6,231 | 28,037 | 34,735 | 3.8 |
| 95〜 | — | 25 | 11 | 0.440000 | 0.376 | 1.000000 | 2,947 | 2,947 | 6,698 | 6,698 | 2.3 |
|  |  | $D_x/N_x$ |  |  |  | $t_x M_x/\{1+(1-a_x)\,t_x M_x\}$ ただし最終階級は 1 | $l_{x-1} - d_{x-1}$ ただし 0 歳は 100,000 | $l_x q_x$ | $t_x l_x\{(1-q_x)+q_x a_x\}$ ただし最終階級は $l_x/M_x$ | $\sum L_i$ | $T_x/l_x$ |

$$T_x = \sum_{i \geq x} L_i$$
$$\mathring{e}_x = T_x / l_x$$

で行う．これらの式を見てもわかるように，この方法で普通の生命表の算出方法と異なるのは，$q_x$ と $L_x$ の計算だけである．**表9-3** に，ある市における1995年の男子の生命表を示した．既存の資料の年齢階級別人口 $N_x$，年齢階級別死亡数 $D_x$ を利用し，$a_x$ は表9-2のものである．5～9歳および15～19歳では死亡数が0であるが，計算には支障はない．また，95歳以上を1つの階級にまとめて計算を行っているが，これも最終階級の死亡確率 $q_w$ および定常人口 $L_x$ の計算が他の階級と異なっているために，問題はない．

　チャンの方法による簡便な計算法を利用して求められた生命表は，完全生命表と大きな違いはないことが確認されている．また表9-2には1995年の日本における完全生命表より算出した $a_x$ を掲載したが，他の年でこの数値を用いて計算しても得られた結果には大きな差はないことも確認されている．

# 4　コホート観察と生命表法

　前項までは現状生命表の方法を述べたが，ここではコホート生命表について触れる．初めに比較的大きな集団に対して用いられる古典的な**生命保険数理法** actuarial method（以下，生命表法と呼ぶ）について述べ，次に，比較的小規模のデータ群に対するコホート観察に利用されるカプラン-マイヤー法について述べる．コホート生命表は，コホート研究における累積罹患率の観察や，臨床研究における治療成績の評価などに用いることが多い．通常は観察開始時から特定のイベント（罹患率の観察であれば疾病罹患，死亡率であれば死亡を指し，これらをエンドポイントと呼ぶ）が発生するまでの期間を観察期間としているが，実際の観察の上では以下の点に注意すべきである．

　① 観察開始が同時とは限らない（特定の疾患に対する治療研究の場合，治療を同時に開始することは事実上不可能である），

　② 途中で観察不能になる個体（転出，他の疾患での死亡など），いわゆる，脱落が生じることもある．

　③ ある一定期間で観察を終了して結論を出す場合，観察打ち切りになる

個体もある，などである．

　①については観察開始の遅れが罹患率に関連しないことを前提にして，観察開始から観察終了までの期間を対象とする．②，③はともに観察終了ということで，観察し得た期間のデータのみを結果の解析に生かす方法を考案することになる．

　生命表法では，観察期間ごとに累積発生率を算出し，最終的な観察期間全体の累積発生率および累積未発生率（死亡がエンドポイントの場合には，累積生存率）を観察するものである．一つの観察期間 $j$ の開始時点の観察対象者数を $N_{0j}$，観察期間内のエンドポイント発生数を $I_j$，観察期間内の観察終了者（他の原因による死亡，転出や行方不明，研究自体の終了による観察終了など）数を $W_j$ とすると，当該期間終了時までの累積発生率 $CI_j$ は，

$$CI_j = \frac{I_j}{N_{0j} - (W_j/2)}$$

で求められる．

　式の分母が当該観察期間開始時の人数 $N_{0j}$ から当該観察終了者の半分 $W_j/2$ を減じたものになっているのは，平均して観察終了者の半分は観察対象に含まれるとみなしたことによる．

　最初の観察期間から $j$ 観察期間終了までの累積未発生率（エンドポイントが死亡の場合には，累積生存率となる）$q_j$ は，

$$q_j = \prod_{k=1}^{j}(1 - CI_k), \quad (\text{ただし，} \prod \text{は各項の積を表す})$$

これより，累積発生率 $p_j$ は

$$p_j = 1 - q_j.$$

で求められる．したがって，観察開始から最終観察期間 $L$ の終了時までの累積未発生率 $q_L$ は

$$q_L = \prod_{k=1}^{L}(1 - CI_k)$$

同じく累積発生率 $p_L$ は

$$p_L = 1 - q_L$$

となる．また，$j$ 期間終了までの累積未発生率 $q_j$ の標準誤差 $SE(q_j)$ は，

表 9-4 生命表法の計算例

| 観察年次 $j$ | 開始時の対象者数 $N_{0j}$ | エンドポイント発生数(罹患数) $I_j$ | 観察終了者数 $W_j$ | 観察期間内の累積発生率 $CI_j$ | 観察期間内の累積末発生率 $1-CI_j$ | 当初からの累積末発生率 $q_j$ | 当初からの累積発生率 $p_j$ | $q_i$の標準誤差 $SE(q_i)$ |
|---|---|---|---|---|---|---|---|---|
| 1年目 | 100 | 5 | 2 | 0.051 | 0.949 | 0.949 | 0.051 | 0.0220 |
| 2年目 | 93 | 6 | 5 | 0.066 | 0.934 | 0.886 | 0.114 | 0.0322 |
| 3年目 | 82 | 6 | 4 | 0.075 | 0.925 | 0.820 | 0.180 | 0.0396 |
| 4年目 | 72 | 7 | 6 | 0.101 | 0.899 | 0.737 | 0.263 | 0.0464 |
| 5年目 | 59 | 6 | 5 | 0.106 | 0.894 | 0.659 | 0.341 | 0.0514 |
| 全期間 | | 30 | 22 | | $q_L=0.659$ | $p_L=0.341$ | $SE(q_L)=0.0514$ | |

$$SE(q_j) = q_j \sqrt{\sum_{k=1}^{j} I_k / \{(N_{0k} - W_k/2 - I_k)(N_{0k} - W_k/2)\}}$$

で近似的に求められる．

例を挙げて説明しよう．**表**9-4 は 100 人の対象者を 5 年間の計画で追跡して，ある疾患の罹患状況を観察したものである（仮想的なデータ）．

1 年目の観察期間では，当初 100 名の対象者がいたが 1 年間でエンドポイントが 5 名に発生し（すなわち，この 1 年間で 5 名の罹患者が新たに発生した），また，2 名が観察終了となっている．したがってこの期間の累積発生率は

$$CI_1 = 5/\{100 - (2/2)\} = 0.051$$

と算定される．2 年目の開始時には当初の 100 名から 1 年目のエンドポイント発生者 5 名と観察終了者 2 名が除かれた結果，93 名が存在しており，これについて 1 年目と同様の計算を行う．以下同様にして各観察期間の累積発生率，累積未発生率を計算し，全期間を通じての累積未発生率が 0.659 と得られる．また，この累積未発生率の標準誤差 0.0514 より，累積未発生率の 95％信頼区間は

$$0.659 \pm 1.96 \times 0.0514$$

により，下限 0.558，上限 0.760 が得られる．この信頼区間を（0.558, 0.760）のように表す．一方，累積発生率の 95％信頼区間は，1 から累積未発生率の信頼区間の上限，下限を減ずることより，（0.240, 0.442）と算定される．

## 5　カプラン-マイヤー法

カプラン-マイヤー法では観察期間をクラス分けせず生のままで寿命データを解析するところに特徴がある．

**図** 9-3 は研究開始 5 年以内に発生したある疾患の患者 22 名を対象に，治療法 A と B を無作為に割り当てて，研究開始後 10 年間観察したデータである．これを観察開始時点をそろえて治療法別にすると**図** 9-4 のようになる．データの解析はこの図をもとに行う．

カプラン-マイヤー法では観察期間が短い順に観察対象者を並べ，死亡者

158　生命表

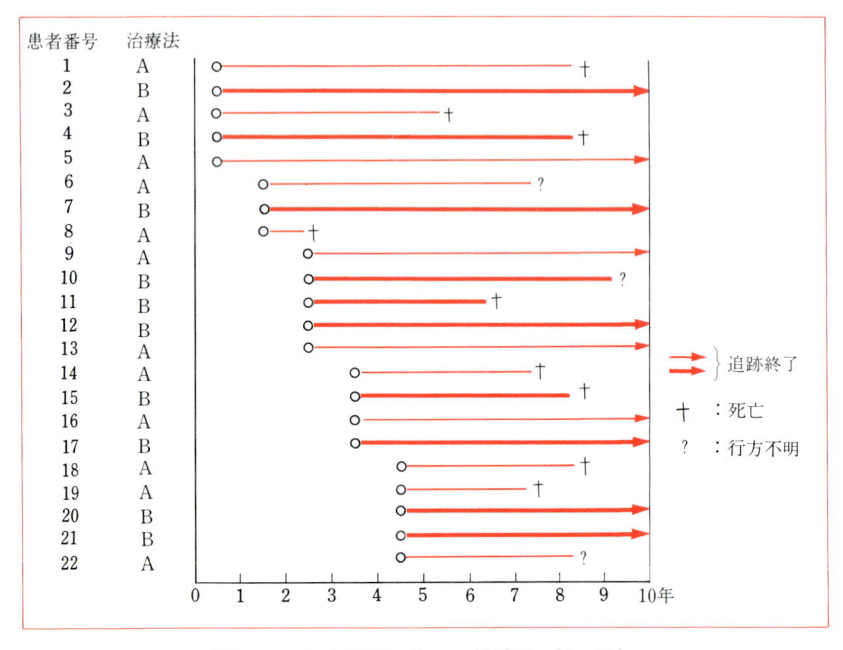

図 9-3　ある疾患に 2 つの治療法（A，B）を行った 22 名の生命予後の 1 例

が出るたびにその期間までの生存率を逐次計算していく方法である．すなわち大きさ $n$ の集団で，観察期間の短い順に観察期間順位 $r$ （$1 \leq r \leq n$）を割当て，各人について $R_r = (n-r)/(n-r+1)$ を計算する．ただし，死亡ではなく行方不明や研究終了などによる"観察打切り"については，$R_r = 1$ とする．時間 $t$ までの累積生存率 $S(t)$ は観察期間が $t$ 以下の者すべての $R_r$ を掛けたものとなる．観察期間が同じ死亡者と"観察打切り"がいる場合には，死亡者の方が観察期間が短かったとみなして先に並べる（小さい $r$ を割り当てる）のが一般的である（表 9-5 における患者番号 14, 18, 22）．

この方法による累積生存率 $S(t)$ の標準誤差 $SE(S(t))$ は，

$$SE(S(t)) = S(t) \times \sqrt{\sum_{i=1}^{r} 1/\{(n-i)(n-i+1)\}}$$

に近似する．したがって時間 $t$ における累積生存率の 95％信頼区間は $S(t) \pm 1.96 SE(S(t))$ で求められる．累積生存率は 0 から 1 の間の値を取るので，95％信頼区間の上限は 1 に，下限は 0 に制約されることを注意しておく．

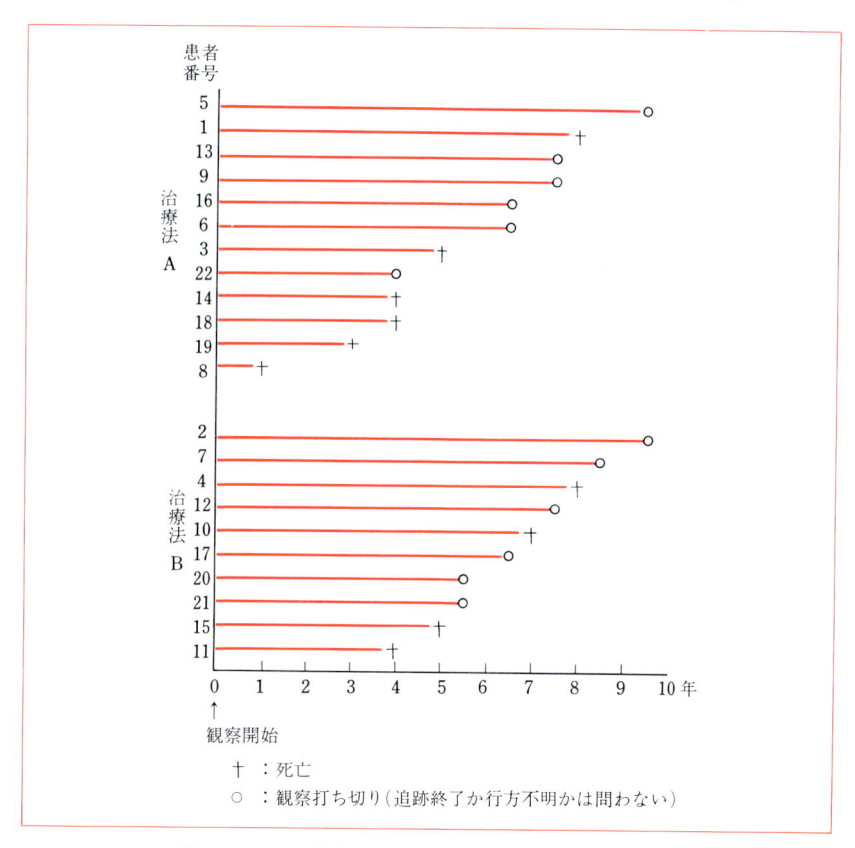

**図 9-4 ある疾患に 2 つの治療法（A，B）を行った 22 名の生命予後の 1 例**（図 9-3 を改変）

なお，この標準誤差の式を前項の生命表法における累積非発生率の標準誤差の式と比べてみると，基本的に同じであることがわかる．

**表 9-5** に，図 9-4 の治療法別の累積生存率の計算例を示した．またこの結果を図示したものを**図 9-5** に示す．

生命表法もカプラン-マイヤー法も共にコホート生命表の考え方に従った解析方法で基本的には大差ないが，次のような長所・短所もある．

生命表法の便利な点は，① 各観察期間終了時の累積発生率が算定され観察が可能である（たとえば，がんの 3 年生存率などのように），② エンドポイントの発生や観察終了の時期が正確にわからなくても算定できる（単位観察期間内に発生していればよい），ことが挙げられるが，一方，① 観察終了

160　生命表

表9-5　カプラン-マイヤー法による累積生存率計算例（図9-3の例）

| 治療法 | 患者番号 | 観察期間 順位 | 観察年数 $t$ | $\dfrac{n-r}{n-r+1}$ | 累積生存率 $S(t)$ | $\dfrac{1}{(n-r+1)(n-r)}$ | $\sum_{i=1}^{n}\dfrac{1}{(n-r+1)(n-r)}$ | 累積生存率 $S(t)$ の標準誤差 | 95%信頼区間 |
|---|---|---|---|---|---|---|---|---|---|
| A ($n=12$) | 8 | 1 | 1 | 11/12 | 0.917 | 0.0076 | 0.0076 | 0.080 | 0.760〜1.000* |
| | 19 | 2 | 3 | 10/11 | 0.833 | 0.0091 | 0.0167 | 0.108 | 0.671〜1.000* |
| | 14 | 3 | 4 | 9/10 | 0.750 | 0.0111 | 0.0278 | 0.125 | 0.505〜0.995 |
| | 18 | 4 | 4 | 8/9 | 0.667 | 0.0139 | 0.0417 | 0.136 | 0.400〜0.934 |
| | 22 | 5 | 4+ | — | | | | | |
| | 3 | 6 | 5 | 6/7 | 0.571 | 0.0238 | 0.0655 | 0.146 | 0.285〜0.857 |
| | 6 | 7 | 6+ | — | | | | | |
| | 16 | 8 | 6+ | — | | | | | |
| | 9 | 9 | 7+ | — | | | | | |
| | 13 | 10 | 7+ | — | | | | | |
| | 1 | 11 | 8 | 1/2 | 0.286 | 0.5000 | 0.5655 | 0.215 | 0.000〜0.707* |
| | 5 | 12 | 9+ | — | | | | | |
| B ($n=10$) | 11 | 1 | 4 | 9/10 | 0.900 | 0.0111 | 0.0111 | 0.095 | 0.714〜1.000* |
| | 15 | 2 | 5 | 8/9 | 0.800 | 0.0139 | 0.0250 | 0.126 | 0.553〜1.000* |
| | 20 | 3 | 5+ | — | | | | | |
| | 21 | 4 | 5+ | — | | | | | |
| | 17 | 5 | 6+ | — | | | | | |
| | 10 | 6 | 7 | 4/5 | 0.640 | 0.0500 | 0.0750 | 0.175 | 0.297〜0.983 |
| | 12 | 7 | 7+ | — | | | | | |
| | 4 | 8 | 8 | 2/3 | 0.427 | 0.1667 | 0.2417 | 0.210 | 0.015〜0.839 |
| | 7 | 9 | 8+ | — | | | | | |
| | 2 | 10 | 9+ | — | | | | | |

観察年数の+は観察打ち切り例．
* 95%信頼限界が0以下または1以上の場合はそれぞれ0と1にする．

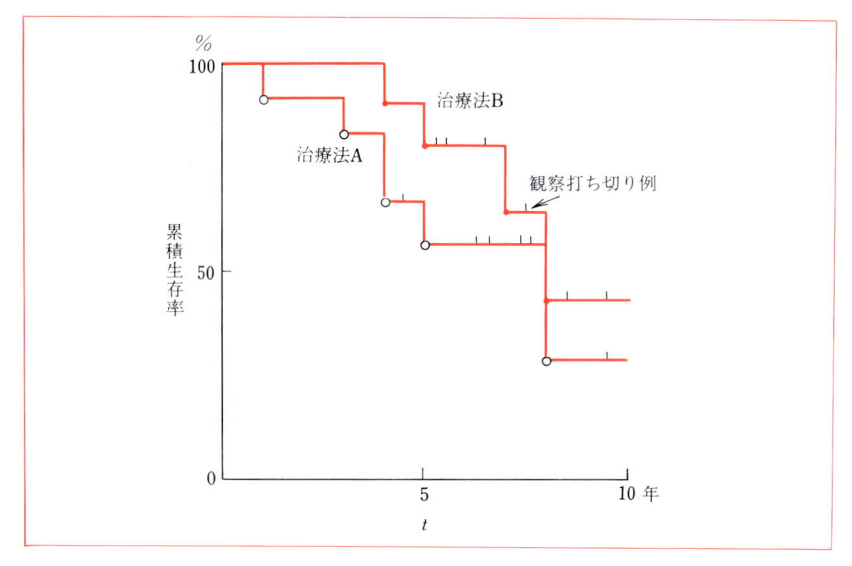

**図 9-5 カプラン-マイヤー法による累積生存曲線**（図 9-3 の例）

が平均して観察期間の中央で起こるという仮定の下での計算である，② 観察単位期間の設定が恣意的であり，この設定の仕方が結果に多少の影響を与えることもある．

　カプラン-マイヤー法は逆に，① 期間がエンドポイント発生によって決定される（恣意的ではない），② 個々の観察期間に基づいて解析される分だけ正確である，といった利点がある一方で，① エンドポイントならびに観察終了（脱落）の正確な発生時期の情報が必要である，② 観察後期におけるひとつのエンドポイントの発生の重みが大きくなる，といった問題もある．

# 10 エクセルによる計算

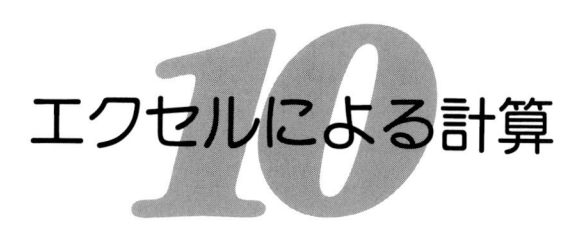

　最近のコンピュタの発達はめざましく，ただ1つの乗算に苦労していたのが，ほんの30年前であったことが夢のようである．現在ではデータを入力し，方法を指定しさえすれば，本書で述べたことよりも数段複雑なデータ処理の結果を打ち出してくれるコンピュタとプログラムが安価で入手できる．したがって方法を理解しなくても処理ができるというおかしなことも起こっている．

　ここには本書で述べた方法に限って，手元に表計算ソフトのひとつであるマイクロソフト社のエクセルがあれば，「そろばん代わりとして」はかなり便利な計算方法を示す．ここでの例示は1枚のシートですべてを完結させることを主眼としたので，複数のシートに渡って計算を行ったり，また，途中で並べ替えを行うともっと簡便に行えるものもある．また，表計算ソフトの最大の弱点である繰り返しの計算を行うため，最終結果とは直接関係のない，中間値を含んでいるものもある．

　本文に示した数値を例に，1つの項目について実際に画面上に表れる数値と，そのもとになる入力した計算式の，2つの画面の打ち出しを示した．太枠の中は本文の例の数値である．赤字で示した計算式（関数）は入力しなければならないもの，斜体で示したものは入力したものをコピーしたものである．多くの計算式があるが，そのほとんどはコピーであり，実際に入力する量はそれほどでもないことを理解してほしい．

　エクセルの初心者に対して若干の説明をしたい．エクセルの中の枠（「セル」と呼ぶ）は「アルファベット＋数字」で表現され，アルファベットは列（縦）の符号，数字は行（横）の符号である．関連性の検定（165ページ）では

D2のセルに「＝SUM（B2：C2）」と入っているが，これは「B2〜C2のセルの値を合計し，ここに表示せよ」という命令（「関数」と呼ぶ）である．このD2セルをD3にコピーするには，まずD2をクリックし，このセルをアクティブにする（周りが太くなる）．上のバーから「編集」→「コピー」を選ぶと，D2セルの内容が内部（「クリップボード」と呼ぶが，名前を知らなくても支障はない）にコピーされる．次に，D3をクリックによってアクティブにし，「編集」→「貼り付け」で作業が終了する．ここでよく見ていただきたいのは，「＝SUM（B3：C3）」と変化していることである．すなわち，コピーの作業によって新しく1行下に貼り付けたために，対象とするセル（B2：C2）も1行下のもの（B3：C3）に自動的に変わったのである．自動的に変えたくない場合には，変えたくないアルファベットや数字の前に「＄」を入れる．このことについては，一様性の検定，傾向性の検定（166ページ）のG列を参照していただきたい．

　細かな数値が本文と違っているものもあるが，これは本文の手計算における途中の四捨五入の影響である．

凡例

太枠： 本文で用いている数値
赤字の計算式： 実際に入力したもの
斜体の計算式： 入力した計算式をコピーしたもの
網のかかった部分： 説明であり，入力を省略可

## 関連性の検定（2×2分割表）

### 画　面

|   | A | B | C | D | E | F | G |
|---|---|---|---|---|---|---|---|
| 1 | 指しゃぶり | 不正咬合あり | 不正咬合なし | 計 | | | |
| 2 | 習癖あり | 24 | 161 | 185 | | | |
| 3 | 習癖なし | 16 | 234 | 250 | | | |
| 4 | 計 | 40 | 395 | 435 | | | |
| 5 | | | | | | | |
| 6 | | $\chi^2$値（イエーツの補正なし） | | | | | |
| 7 | | 5.501328772 | | | | | |
| 8 | | | | | | | |
| 9 | | $\chi^2$値（イエーツの補正あり） | | | | | |
| 10 | | 4.742292465 | | | | | |
| 11 | | | | | | | |
| 12 | | φ値 | | | | | |
| 13 | | 0.112457693 | | | | | |

### 入力式

|   | A | B | C | D | E | F | G |
|---|---|---|---|---|---|---|---|
| 1 | 指しゃぶり | 不正咬合あり | 不正咬合なし | 計 | | | |
| 2 | 習癖あり | 24 | 161 | =SUM(B2:C2) | | | |
| 3 | 習癖なし | 16 | 234 | =SUM(B3:C3) | ←D3はD2のコピー | | |
| 4 | 計 | =SUM(B2:B3) | =SUM(C2:C3) | =SUM(D2:D3) | ←C4, D4はB4のコピー | | |
| 5 | | | | | | | |
| 6 | | $\chi^2$値（イエーツの補正なし） | | | | | |
| 7 | | =(B2*C3−C2*B3)^2*D4/(B2+B3)/(C2+C3)/(B2+C2)/(B3+C3) | | | | | |
| 8 | | | | | | | |
| 9 | | $\chi^2$値（イエーツの補正あり） | | | | | |
| 10 | | =(ABS(B2*C3−C2*B3)−D4/2)^2*D4/(B2+B3)/(C2+C3)/(B2+C2)/(B3+C3) | | | | | |
| 11 | | | | | | | |
| 12 | | φ値 | | | | | |
| 13 | | =SQRT((B2*C3−C2*B3)^2/(B2+B3)/(C2+C3)/(B2+C2)/(B3+C3)) | | | | | |

# 一様性の検定，傾向性

## 画面

| | A | B | C | D | E | F | G |
|---|---|---|---|---|---|---|---|
| 1 | 対象地区 | 対象数 | 喘息様症状有症者数 | 年平均$NO_2$濃度 | 有症者割合 | 対象者数×濃度 | 中間値1 |
| 2 | A | 550 | 18 | 19 | 0.03273 | 10450 | 71.37198086 |
| 3 | B | 438 | 23 | 22 | 0.05251 | 9636 | -2.89365483 |
| 4 | C | 627 | 30 | 25 | 0.04785 | 15675 | 2.183222668 |
| 5 | D | 461 | 30 | 32 | 0.06508 | 14752 | 38.28875887 |
| 6 | E | 222 | 16 | 43 | 0.07207 | 9546 | 79.21548878 |
| 7 | 合計 | 2298 | 117 | | 0.05091 | 26.13533507 | 188.1657963 |
| 8 | | | | | | | |
| 9 | | | | | | | |
| 10 | | $\chi^2$値 | | | | | |
| 11 | | 7.879949417 | | | | | |
| 12 | | | | | | | |
| 13 | | 直線モデルにおける$\alpha$値 | | | | | |
| 14 | | 0.008260691 | | | | | |
| 15 | | | | | | | |
| 16 | | 直線モデルにおける$\beta$値 | | | | | |
| 17 | | 0.001632011 | | | | | |
| 18 | | | | | | | |
| 19 | | $\chi^2{}_l$値 | | | | | |
| 20 | | 1.524851947 | | | | | |
| 21 | | | | | | | |
| 22 | | $\chi^2{}_s$値 | | | | | |
| 23 | | 6.35509747 | | | | | |

## 入力式

| | A | B | C | D | E | F | G |
|---|---|---|---|---|---|---|---|
| 1 | 対象地区 | 対象数 | 喘息様症状有症者数 | 年平均$NO_2$濃度 | 有症者割合 | 対象者数×濃度 | 中間値1 |
| 2 | A | 550 | 18 | 19 | =C2/B2 | =B2*D2 | =B2*(D2-F$7)*(E2-E$7) |
| 3 | B | 438 | 23 | 22 | =C3/B3 | =B3*D3 | =B3*(D3-F$7)*(E3-E$7) |
| 4 | C | 627 | 30 | 25 | =C4/B4 | =B4*D4 | =B4*(D4-F$7)*(E4-E$7) |
| 5 | D | 461 | 30 | 32 | =C5/B5 | =B5*D5 | =B5*(D5-F$7)*(E5-E$7) |
| 6 | E | 222 | 16 | 43 | =C6/B6 | =B6*D6 | =B6*(D6-F$7)*(E6-E$7) |
| 7 | 合計 | =SUM(B2:B6) | =SUM(C2:C6) | | =C7/B7 | =SUM(F2:F6)/B7 | =SUM(G2:G6) |
| 8 | | | ↑B7をコピー | | ↑E3〜E7はE2をコピー | ↑F3〜F6はF2をコピー | ↑G3〜G6はG2をコピー |
| 9 | | | | | | | ↑G7はB7をコピー |
| 10 | | $\chi^2$値 | | | | | |
| 11 | | =I7/E7/(1-E7) | | | | | |
| 12 | | | | | | | |
| 13 | | 直線モデルにおける$\alpha$値 | | | | | |
| 14 | | =K7 | | | | | |
| 15 | | | | | | | |
| 16 | | 直線モデルにおける$\beta$値 | | | | | |
| 17 | | =J7 | | | | | |
| 18 | | | | | | | |
| 19 | | $\chi^2{}_l$値 | | | | | |
| 20 | | =M7/E7/(1-E7) | | | | | |
| 21 | | | | | | | |
| 22 | | $\chi^2{}_s$値 | | | | | |
| 23 | | =H7*J7*J7/E7/(1-E7) | | | | | |

## の検定（2×R分割表）

| H | I | J | K | L | M |
|---|---|---|---|---|---|
| 中間値2 | 中間値3 | β | α | 割合の推定値 | 中間値4 |
| 28002.15364 | 0.181913138 | | | 0.039268895 | 0.02353605 |
| 7490.236324 | 0.001117887 | | | 0.044164927 | 0.030512776 |
| 808.1940528 | 0.005897669 | | | 0.049060959 | 0.000924175 |
| 15855.76985 | 0.092460289 | | | 0.060485034 | 0.009716151 |
| 63140.55692 | 0.099382932 | | | 0.078437152 | 0.008994163 |
| 115296.9108 | 0.380771915 | 0.001632 | 0.00826069 | | 0.073683315 |

| H | I | J | K | L | M |
|---|---|---|---|---|---|
| 中間値2 | 中間値3 | β | α | 割合の推定値 | 中間値4 |
| =B2*(D2-F$7)^2 | =B2*(E2-E$7)^2 | | | =K$7+J$7*D2 | =B2*(E2-L2)^2 |
| =B3*(D3-F$7)^2 | =B3*(E3-E$7)^2 | | | =K$7+J$7*D3 | =B3*(E3-L3)^2 |
| =B4*(D4-F$7)^2 | =B4*(E4-E$7)^2 | | | =K$7+J$7*D4 | =B4*(E4-L4)^2 |
| =B5*(D5-F$7)^2 | =B5*(E5-E$7)^2 | | | =K$7+J$7*D5 | =B5*(E5-L5)^2 |
| =B6*(D6-F$7)^2 | =B6*(E6-E$7)^2 | | | =K$7+J$7*D6 | =B6*(E6-L6)^2 |
| =SUM(H2:H6) | =SUM(I2:I6) | =G7/H7 | =E7-J7*F7 | | =SUM(M2:M6) |
| ↑H3～H6はH2をコピー | ↑I3～I6はI2をコピー | | | ↑L3～L6はL2をコピー | ↑M3～M6はM2をコピー |
| ↑H7はB7をコピー | ↑I7はB7をコピー | | | | ↑M7はB7をコピー |

# 順位和検定

## 画　面

| | A | B | C | D |
|---|---|---|---|---|
| 1 | 薬剤 | 著明改善 | 中等度改善 | 軽度改善 |
| 2 | A剤 | 10 | 19 | 20 |
| 3 | B剤 | 5 | 14 | 18 |
| 4 | 計 | 15 | 33 | 38 |
| 5 | カテゴリーの順位 | 8 | 32 | 67.5 |
| 6 | 中間値1 | 3360 | 35904 | 54834 |
| 7 | 中間値2－1 | 7.613636364 | 16.75 | 19.28787879 |
| 8 | 中間値2－2 | 7.386363636 | 16.25 | 18.71212121 |
| 9 | 中間値3－1 | 0.747964722 | 0.302238806 | 0.026291985 |
| 10 | 中間値3－2 | 0.770979021 | 0.311538462 | 0.027100969 |
| 11 | 中間値4－1 | 80 | 608 | 1350 |
| 12 | 中間値4－2 | 40 | 448 | 1215 |
| 13 | | | | |
| 14 | | $\chi^2$値 | | |
| 15 | | 5.024165465 | | |
| 16 | | | | |
| 17 | | A剤の順位の平均 | | |
| 18 | | 59.64179104 | | |
| 19 | | | | |
| 20 | | B剤の順位の平均 | | |
| 21 | | 73.56923077 | | |
| 22 | | | | |
| 23 | | z値（タイの補正なし） | | |
| 24 | | 2.091492149 | | |
| 25 | | | | |
| 26 | | z値（タイの補正あり） | | |
| 27 | | 2.172443833 | | |

## 入力式

| | A | B | C | D |
|---|---|---|---|---|
| 1 | 薬剤 | 著明改善 | 中等度改善 | 軽度改善 |
| 2 | A剤 | 10 | 19 | 20 |
| 3 | B剤 | 5 | 14 | 18 |
| 4 | 計 | =SUM(B2:B3) | =SUM(C2:C3) | =SUM(D2:D3) |
| 5 | カテゴリーの順位 | =(B4+1)/2 | =(2*SUM($B$2:B3)+C4+1)/2 | =(2*SUM($B$2:C3)+D4+1)/2 |
| 6 | 中間値1 | =B4^3-B4 | =C4^3-C4 | =D4^3-D4 |
| 7 | 中間値2－1 | =B$4*$G2/$G$4 | =C$4*$G2/$G$4 | =D$4*$G2/$G$4 |
| 8 | 中間値2－2 | =B$4*$G3/$G$4 | =C$4*$G3/$G$4 | =D$4*$G3/$G$4 |
| 9 | 中間値3－1 | =(B2-B7)^2/B7 | =(C2-C7)^2/C7 | =(D2-D7)^2/D7 |
| 10 | 中間値3－2 | =(B3-B8)^2/B8 | =(C3-C8)^2/C8 | =(D3-D8)^2/D8 |
| 11 | 中間値4－1 | =B$5*B2 | =C$5*C2 | =D$5*D2 |
| 12 | 中間値4－2 | =B$5*B3 | =C$5*C3 | =D$5*D3 |
| 13 | | | | |
| 14 | | $\chi^2$値 | | |
| 15 | | =SUM(B9:F10) | | |
| 16 | | | | |
| 17 | | A剤の順位の平均 | | |
| 18 | | =G11/G2 | | |
| 19 | | | | |
| 20 | | B剤の順位の平均 | | |
| 21 | | =G12/G3 | | |
| 22 | | | | |
| 23 | | z値（タイの補正なし） | | |
| 24 | | =ABS(G11-G2*(G4+1)/2)/SQRT(G2*G3*(G4+1)/12) | | |
| 25 | | | | |
| 26 | | z値（タイの補正あり） | | |
| 27 | | =ABS(G11-G2*(G4+1)/2)/SQRT(G2*G3*(G4+1)*(1-G6/(G4^3-G4))/12) | | |

## (2×R分割表)

| E | F | G | H |
|---|---|---|---|
| 不変 | 悪化 | 計 | |
| 17 | 1 | 67 | |
| 25 | 3 | 65 | |
| 42 | 4 | 132 | |
| 107.5 | 130.5 | | |
| 74046 | 60 | 168204 | |
| 21.31818182 | 2.03030303 | | |
| 20.68181818 | 1.96969697 | | |
| 0.874685016 | 0.522840344 | | |
| 0.901598402 | 0.538927739 | | |
| 1827.5 | 130.5 | 3996 | |
| 2687.5 | 391.5 | 4782 | |

| E | F | G | H |
|---|---|---|---|
| 不変 | 悪化 | 計 | |
| 17 | 1 | =SUM(B2:F2) | |
| 25 | 3 | =SUM(B3:F3) | |
| =SUM(E2:E3) | =SUM(F2:F3) | =SUM(B4:F4) | ←C4〜F4はB4をコピー |
| =(2*SUM($B$2:D3)+E4+1)/2 | =(2*SUM($B$2:E3)+F4+1)/2 | =SUM(B5:F5) | ←D5〜F5はC5をコピー |
| =E4^3-E4 | =F4^3-F4 | =SUM(B6:F6) | ←C6〜F6はB6をコピー |
| =E$4*$G2/$G$4 | =F$4*$G2/$G$4 | | ←C7〜F7, B8〜F8はB7をコピー |
| =E$4*$G3/$G$4 | =F$4*$G3/$G$4 | | ←C9〜F9, B10〜F10はB9をコピー |
| =(E2-E7)^2/E7 | =(F2-F7)^2/F7 | | |
| =(E3-E8)^2/E8 | =(F3-F8)^2/F8 | | |
| =E$5*E2 | =F$5*F2 | =SUM(B11:F11) | ←C11〜F11, B12〜F12はB11をコピー |
| =E$5*E3 | =F$5*F3 | =SUM(B12:F12) | |
| | | ↑G3, G4, G6, G11, G12はG2をコピー | |

# 回帰式と

画面

| | A | B | C | D | E | F | G | H | I | J | K | L |
|---|---|---|---|---|---|---|---|---|---|---|---|---|
| 1 | 人名 | 年齢 | 収縮期血圧 | 中間値1 | 中間値2 | | | | | | | |
| 2 | A | 26 | 132 | 303.3402778 | 5.47632663 | | | n (標本サイズ) | | 12 | | |
| 3 | B | 30 | 138 | 180.0069444 | 1.468097503 | | | | | | | |
| 4 | C | 34 | 136 | 88.67361111 | 10.47521236 | | | 回帰直線の切片 (a) | | 118.4269 | | |
| 5 | D | 37 | 150 | 41.17361111 | 79.69688563 | | | | | | | |
| 6 | E | 37 | 140 | 41.17361111 | 1.150661217 | | | | | | | |
| 7 | F | 42 | 138 | 2.006944444 | 37.61284619 | | | 回帰直線の係数 (b) | | 0.612049 | | |
| 8 | G | 46 | 148 | 6.673611111 | 2.013205424 | | | | | | | |
| 9 | H | 48 | 152 | 21.00694444 | 17.59615995 | | | | | | | |
| 10 | I | 50 | 146 | 43.34027778 | 9.176775449 | | | t (回帰係数の検定) | | 4.964544 | | |
| 11 | J | 54 | 156 | 112.0069444 | 20.45288584 | | | | | | | |
| 12 | K | 57 | 150 | 184.5069444 | 10.98033476 | | | | | | | |
| 13 | L | 60 | 154 | 275.0069444 | 1.322049984 | | | | | | | |
| 14 | 計 | | | 1298.916667 | 197.4214409 | | | 相関係数 | | 0.843429 | | |
| 15 | | | | | | | | | | | | |
| 16 | | | | | | | | | | | | |
| 17 | | | | | | | | Z | | 1.232936 | | |
| 18 | | | | | | | | | | | | |
| 19 | | | | | | | | | | | | |
| 20 | | | | | | | | $SE_z$ | | 0.333333 | | |
| 21 | | | | | | | | | | | | |
| 22 | | | | | | | | 相関係数の95％信頼区間上限 | | 0.955046 | | |
| 23 | | | | | | | | | | | | |
| 24 | | | | | | | | | | | | |
| 25 | | | | | | | | 相関係数の95％信頼区間下限 | | 0.522377 | | |
| 26 | | | | | | | | | | | | |
| 27 | | | | | | | | | | | | |

# 相 関 係 数

入力式

| | A | B | C | D | E | F | G | H | I | J | K | L |
|---|---|---|---|---|---|---|---|---|---|---|---|---|
| 1 | 人名 | 年齢 | 収縮期血圧 | 中間値1 | 中間値2 | | | | | | | |
| 2 | A | 26 | 132 | =(B2-AVERAGE(B$2:B$13))^2 | =(G$6+G$9*B2-C2)^2 | | n (標本サイズ) | | | | | |
| 3 | B | 30 | 138 | =(B3-AVERAGE(B$2:B$13))^2 | =(G$6+G$9*B3-C3)^2 | | =COUNT(B2:B13) | | | | | |
| 4 | C | 34 | 136 | =(B4-AVERAGE(B$2:B$13))^2 | =(G$6+G$9*B4-C4)^2 | | | | | | | |
| 5 | D | 37 | 150 | =(B5-AVERAGE(B$2:B$13))^2 | =(G$6+G$9*B5-C5)^2 | | 回帰直線の切片 (a) | | | | | |
| 6 | E | 37 | 140 | =(B6-AVERAGE(B$2:B$13))^2 | =(G$6+G$9*B6-C6)^2 | | =INTERCEPT(C2:C13, B2:B13) | | | | | |
| 7 | F | 42 | 138 | =(B7-AVERAGE(B$2:B$13))^2 | =(G$6+G$9*B7-C7)^2 | | | | | | | |
| 8 | G | 46 | 148 | =(B8-AVERAGE(B$2:B$13))^2 | =(G$6+G$9*B8-C8)^2 | | 回帰直線の係数 (b) | | | | | |
| 9 | H | 48 | 152 | =(B9-AVERAGE(B$2:B$13))^2 | =(G$6+G$9*B9-C9)^2 | | =SLOPE(C2:C13, B2:B13) | | | | | |
| 10 | I | 50 | 146 | =(B10-AVERAGE(B$2:B$13))^2 | =(G$6+G$9*B10-C10)^2 | | t (回帰係数の検定) | | | | | |
| 11 | J | 54 | 156 | =(B11-AVERAGE(B$2:B$13))^2 | =(G$6+G$9*B11-C11)^2 | | =G9*SQRT(D14)/SQRT(E14/(G3-2)) | | | | | |
| 12 | K | 57 | 150 | =(B12-AVERAGE(B$2:B$13))^2 | =(G$6+G$9*B12-C12)^2 | | | | | | | |
| 13 | L | 60 | 154 | =(B13-AVERAGE(B$2:B$13))^2 | =(G$6+G$9*B13-C13)^2 | | 相関係数 | | | | | |
| 14 | 計 | | | =SUM(D2:D13) | =SUM(E2:E13) | | =CORREL(B2:B13, C2:C13) | | | | | |
| 15 | | | | ↑D3〜D13はD2をコピー | ↑E3〜E13はE2をコピー | | | | | | | |
| 16 | | | | | ↑E14はD14をコピー | | Z | | | | | |
| 17 | | | | | | | | | | | | |
| 18 | | | | | | | =0.5*LN((1+G15)/(1-G15)) | | | | | |
| 19 | | | | | | | | | | | | |
| 20 | | | | | | | $SE_z$ | | | | | |
| 21 | | | | | | | =1/SQRT(G3-3) | | | | | |
| 22 | | | | | | | | | | | | |
| 23 | | | | | | | 相関係数の95%信頼区間上限 | | | | | |
| 24 | | | | | | | =(EXP(2*(G18+1.96*G21))-1)/(EXP(2*(G18+1.96*G21))+1) | | | | | |
| 25 | | | | | | | | | | | | |
| 26 | | | | | | | 相関係数の95%信頼区間下限 | | | | | |
| 27 | | | | | | | =(EXP(2*(G18-1.96*G21))-1)/(EXP(2*(G18-1.96*G21))+1) | | | | | |

# 年齢調整死亡率（直接法）

## 画面

| | A | B | C | D | E |
|---|---|---|---|---|---|
| 1 | 年齢階級 | 対象集団の死亡数 | 対象集団の観察人年 | 基準集団の人口 | 対象集団の死亡率×基準集団の人口 |
| 2 | 0〜4 | 0 | 71453 | 4336838 | 0 |
| 3 | 5〜9 | 0 | 81483 | 5109227 | 0 |
| 4 | 10〜14 | 0 | 69036 | 4564462 | 0 |
| 5 | 15〜19 | 0 | 60093 | 4194921 | 0 |
| 6 | 20〜24 | 0 | 55060 | 3932017 | 0 |
| 7 | 25〜29 | 1 | 73790 | 4513252 | 61.16346388 |
| 8 | 30〜34 | 1 | 85062 | 5388380 | 63.3465002 |
| 9 | 35〜39 | 13 | 67834 | 4568728 | 875.5707167 |
| 10 | 40〜44 | 17 | 60407 | 4137879 | 1164.499859 |
| 11 | 45〜49 | 35 | 59741 | 4016696 | 2353.23078 |
| 12 | 50〜54 | 34 | 56388 | 3531231 | 2129.2093 |
| 13 | 55〜59 | 54 | 40849 | 2494018 | 3296.946608 |
| 14 | 60〜64 | 66 | 31700 | 1932902 | 4024.338549 |
| 15 | 65〜69 | 89 | 28233 | 1734457 | 5467.597244 |
| 16 | 70〜74 | 99 | 21288 | 1312106 | 6101.958568 |
| 17 | 75〜79 | 97 | 13136 | 845842 | 6245.940469 |
| 18 | 80〜 | 50 | 8415 | 588331 | 3495.727867 |
| 19 | 計 | | | 57201287 | |
| 20 | | | | | |
| 21 | | 年齢調整死亡率 | | | |
| 22 | | 0.00062 | | | |

## 入力式

| | A | B | C | D | E |
|---|---|---|---|---|---|
| 1 | 年齢階級 | 対象集団の死亡数 | 対象集団の観察人年 | 基準集団の人口 | 対象集団の死亡率×基準集団の人口 |
| 2 | 0〜4 | 0 | 71453 | 4336838 | =B2/C2*D2 |
| 3 | 5〜9 | 0 | 81483 | 5109227 | =B3/C3*D3 |
| 4 | 10〜14 | 0 | 69036 | 4564462 | =B4/C4*D4 |
| 5 | 15〜19 | 0 | 60093 | 4194921 | =B5/C5*D5 |
| 6 | 20〜24 | 0 | 55060 | 3932017 | =B6/C6*D6 |
| 7 | 25〜29 | 1 | 73790 | 4513252 | =B7/C7*D7 |
| 8 | 30〜34 | 1 | 85062 | 5388380 | =B8/C8*D8 |
| 9 | 35〜39 | 13 | 67834 | 4568728 | =B9/C9*D9 |
| 10 | 40〜44 | 17 | 60407 | 4137879 | =B10/C10*D10 |
| 11 | 45〜49 | 35 | 59741 | 4016696 | =B11/C11*D11 |
| 12 | 50〜54 | 34 | 56388 | 3531231 | =B12/C12*D12 |
| 13 | 55〜59 | 54 | 40849 | 2494018 | =B13/C13*D13 |
| 14 | 60〜64 | 66 | 31700 | 1932902 | =B14/C14*D14 |
| 15 | 65〜69 | 89 | 28233 | 1734457 | =B15/C15*D15 |
| 16 | 70〜74 | 99 | 21288 | 1312106 | =B16/C16*D16 |
| 17 | 75〜79 | 97 | 13136 | 845842 | =B17/C17*D17 |
| 18 | 80〜 | 50 | 8415 | 588331 | =B18/C18*D18 |
| 19 | 計 | | | =SUM(D2:D18) | ↑ E3〜E18はE2をコピー |
| 20 | | | | | |
| 21 | | 年齢調整死亡率 | | | |
| 22 | | =SUM(E2:E18)/D19 | | | |

# 年齢調整死亡率（間接法）

## 画　面

| | A | B | C | D | E | F |
|---|---|---|---|---|---|---|
| 1 | 年齢階級 | 対象集団の死亡数 | 対象集団の人口 | 基準集団の死亡数 | 基準集団の人口 | 期待死亡数 |
| 2 | 0〜4 | | 71453 | 0 | 4336838 | 0 |
| 3 | 5〜9 | | 81483 | 0 | 5109227 | 0 |
| 4 | 10〜14 | | 69036 | 0 | 4564462 | 0 |
| 5 | 15〜19 | | 60093 | 5 | 4194921 | 0.071625902 |
| 6 | 20〜24 | | 55060 | 28 | 3932017 | 0.392083758 |
| 7 | 25〜29 | | 73790 | 105 | 4513252 | 1.716711143 |
| 8 | 30〜34 | | 85062 | 305 | 5388380 | 4.814788489 |
| 9 | 35〜39 | | 67834 | 526 | 4568728 | 7.809763243 |
| 10 | 40〜44 | | 60407 | 797 | 4137879 | 11.6350379 |
| 11 | 45〜49 | | 59741 | 1582 | 4016696 | 23.52935398 |
| 12 | 50〜54 | | 56388 | 2465 | 3531231 | 39.36202984 |
| 13 | 55〜59 | | 40849 | 2630 | 2494018 | 43.07622078 |
| 14 | 60〜64 | | 31700 | 3603 | 1932902 | 59.08995904 |
| 15 | 65〜69 | | 28233 | 5012 | 1734457 | 81.58391704 |
| 16 | 70〜74 | | 21288 | 5472 | 1312106 | 88.77936386 |
| 17 | 75〜79 | | 13136 | 4743 | 845842 | 73.65920349 |
| 18 | 80〜 | | 8415 | 3572 | 588331 | 51.09093351 |
| 19 | 計 | 556 | | 30845 | 57201287 | |
| 20 | | | | | | |
| 21 | | 期待死亡数 | | | | |
| 22 | | 486.611 | | | | |
| 23 | | | | | | |
| 24 | | SMR | | | | |
| 25 | | 1.1426 | | | | |
| 26 | | | | | | |
| 27 | | 年齢調整死亡率 | | | | |
| 28 | | 0.00062 | | | | |

## 入力式

| | A | B | C | D | E | F |
|---|---|---|---|---|---|---|
| 1 | 年齢階級 | 対象集団の死亡数 | 対象集団の人口 | 基準集団の死亡数 | 基準集団の人口 | 期待死亡数 |
| 2 | 0〜4 | | 71453 | 0 | 4336838 | =C2*D2/E2 |
| 3 | 5〜9 | | 81483 | 0 | 5109227 | =C3*D3/E3 |
| 4 | 10〜14 | | 69036 | 0 | 4564462 | =C4*D4/E4 |
| 5 | 15〜19 | | 60093 | 5 | 4194921 | =C5*D5/E5 |
| 6 | 20〜24 | | 55060 | 28 | 3932017 | =C6*D6/E6 |
| 7 | 25〜29 | | 73790 | 105 | 4513252 | =C7*D7/E7 |
| 8 | 30〜34 | | 85062 | 305 | 5388380 | =C8*D8/E8 |
| 9 | 35〜39 | | 67834 | 526 | 4568728 | =C9*D9/E9 |
| 10 | 40〜44 | | 60407 | 797 | 4137879 | =C10*D10/E10 |
| 11 | 45〜49 | | 59741 | 1582 | 4016696 | =C11*D11/E11 |
| 12 | 50〜54 | | 56388 | 2465 | 3531231 | =C12*D12/E12 |
| 13 | 55〜59 | | 40849 | 2630 | 2494018 | =C13*D13/E13 |
| 14 | 60〜64 | | 31700 | 3603 | 1932902 | =C14*D14/E14 |
| 15 | 65〜69 | | 28233 | 5012 | 1734457 | =C15*D15/E15 |
| 16 | 70〜74 | | 21288 | 5472 | 1312106 | =C16*D16/E16 |
| 17 | 75〜79 | | 13136 | 4743 | 845842 | =C17*D17/E17 |
| 18 | 80〜 | | 8415 | 3572 | 588331 | =C18*D18/E18 |
| 19 | 計 | 556 | | =SUM(D2:D18) | =SUM(E2:E18) | |
| 20 | | | | | ↑E19はD19をコピー | ↑F3〜F18はF2をコピー |
| 21 | | 期待死亡数 | | | | |
| 22 | | =SUM(F2:F18) | | | | |
| 23 | | | | | | |
| 24 | | SMR | | | | |
| 25 | | =B19/B22 | | | | |
| 26 | | | | | | |
| 27 | | 年齢調整死亡率 | | | | |
| 28 | | =D19/E19*B25 | | | | |

## 患者対照研究の結果のマンテル-

### 画　面

| | A | B | C | D | E | F | G | H |
|---|---|---|---|---|---|---|---|---|
| 1 | 階級 | 患者数 | 患者喫煙あり | 対照数 | 対照喫煙あり | 患者対照合計 | 喫煙あり合計 | 中間値1 |
| 2 | 1 | 2 | 0 | 7 | 0 | 9 | 0 | 0 |
| 3 | 2 | 7 | 2 | 25 | 1 | 32 | 3 | 0.65625 |
| 4 | 3 | 9 | 3 | 49 | 0 | 58 | 3 | 0.465517241 |
| 5 | 4 | 11 | 0 | 42 | 0 | 53 | 0 | 0 |
| 6 | 5 | 3 | 3 | 8 | 2 | 11 | 5 | 1.363636364 |
| 7 | 6 | 4 | 2 | 20 | 2 | 24 | 4 | 0.666666667 |
| 8 | 7 | 6 | 2 | 25 | 2 | 31 | 4 | 0.774193548 |
| 9 | 8 | 6 | 0 | 12 | 1 | 18 | 1 | 0.333333333 |
| 10 | 9 | 1 | 1 | 13 | 3 | 14 | 4 | 0.285714286 |
| 11 | 10 | 5 | 4 | 13 | 1 | 18 | 5 | 1.388888889 |
| 12 | 11 | 6 | 0 | 20 | 1 | 26 | 1 | 0.230769231 |
| 13 | 12 | 4 | 1 | 15 | 0 | 19 | 1 | 0.210526316 |
| 14 | 計 | | 18 | | | | | 6.375495875 |
| 15 | | | | | | | | |
| 16 | | | | | | | | |
| 17 | | | | | | | | |
| 18 | | $\chi^2$値 | | | | | | |
| 19 | | 30.66087472 | | | | | | |
| 20 | | | | | | | | |
| 21 | | 相対危険 | | | | | | |
| 22 | | 10.6819287 | | | | | | |

### 入力式

| | A | B | C | D | E | F | G | H |
|---|---|---|---|---|---|---|---|---|
| 1 | 階級 | 患者数 | 患者喫煙あり | 対照数 | 対照喫煙あり | 患者対照合計 | 喫煙あり合計 | 中間値1 |
| 2 | 1 | 2 | 0 | 7 | 0 | =B2+D2 | =C2+E2 | =B2*G2/F2 |
| 3 | 2 | 7 | 2 | 25 | 1 | =B3+D3 | =C3+E3 | =B3*G3/F3 |
| 4 | 3 | 9 | 3 | 49 | 0 | =B4+D4 | =C4+E4 | =B4*G4/F4 |
| 5 | 4 | 11 | 0 | 42 | 0 | =B5+D5 | =C5+E5 | =B5*G5/F5 |
| 6 | 5 | 3 | 3 | 8 | 2 | =B6+D6 | =C6+E6 | =B6*G6/F6 |
| 7 | 6 | 4 | 2 | 20 | 2 | =B7+D7 | =C7+E7 | =B7*G7/F7 |
| 8 | 7 | 6 | 2 | 25 | 2 | =B8+D8 | =C8+E8 | =B8*G8/F8 |
| 9 | 8 | 6 | 0 | 12 | 1 | =B9+D9 | =C9+E9 | =B9*G9/F9 |
| 10 | 9 | 1 | 1 | 13 | 3 | =B10+D10 | =C10+E10 | =B10*G10/F10 |
| 11 | 10 | 5 | 4 | 13 | 1 | =B11+D11 | =C11+E11 | =B11*G11/F11 |
| 12 | 11 | 6 | 0 | 20 | 1 | =B12+D12 | =C12+E12 | =B12*G12/F12 |
| 13 | 12 | 4 | 1 | 15 | 0 | =B13+D13 | =C13+E13 | =B13*G13/F13 |
| 14 | 計 | | =SUM(C2:C13) | | | | | =SUM(H2:H13) |
| 15 | | | | | | ↑F3〜F13は | ↑G3〜G13 | ↑H3〜H12はH2 |
| 16 | | | | | | F2をコピー | はG2をコピー | をコピー |
| 17 | | | | | | | | |
| 18 | | $\chi^2$値 | | | | | | |
| 19 | | =(ABS(C14-H14)-0.5)^2/I14 | | | | | | |
| 20 | | | | | | | | |
| 21 | | 相対危険 | | | | | | |
| 22 | | =J14/K14 | | | | | | |

## ヘンツェル法による解析

| I | J | K | L |
|---|---|---|---|
| 中間値2 | 中間値3 | 中間値4 | |
| 0 | 0 | 0 | |
| 0.479618196 | 1.5 | 0.15625 | |
| 0.379482446 | 2.534482759 | 0 | |
| 0 | 0 | 0 | |
| 0.595041322 | 1.636363636 | 0 | |
| 0.483091787 | 1.5 | 0.166666667 | |
| 0.561914672 | 1.483870968 | 0.258064516 | |
| 0.222222222 | 0 | 0.333333333 | |
| 0.204081633 | 0.714285714 | 0 | |
| 0.767066086 | 2.666666667 | 0.055555556 | |
| 0.177514793 | 0 | 0.230769231 | |
| 0.166204986 | 0.789473684 | 0 | |
| 4.036238143 | 12.82514343 | 1.200639302 | |

| I | J | K | L |
|---|---|---|---|
| 中間値2 | 中間値3 | 中間値4 | |
| =G2*(F2-G2)*B2*D2/F2/F2/(F2-1) | =C2*(D2-E2)/F2 | =(B2-C2)*E2/F2 | |
| =G3*(F3-G3)*B3*D3/F3/F3/(F3-1) | =C3*(D3-E3)/F3 | =(B3-C3)*E3/F3 | |
| =G4*(F4-G4)*B4*D4/F4/F4/(F4-1) | =C4*(D4-E4)/F4 | =(B4-C4)*E4/F4 | |
| =G5*(F5-G5)*B5*D5/F5/F5/(F5-1) | =C5*(D5-E5)/F5 | =(B5-C5)*E5/F5 | |
| =G6*(F6-G6)*B6*D6/F6/F6/(F6-1) | =C6*(D6-E6)/F6 | =(B6-C6)*E6/F6 | |
| =G7*(F7-G7)*B7*D7/F7/F7/(F7-1) | =C7*(D7-E7)/F7 | =(B7-C7)*E7/F7 | |
| =G8*(F8-G8)*B8*D8/F8/F8/(F8-1) | =C8*(D8-E8)/F8 | =(B8-C8)*E8/F8 | |
| =G9*(F9-G9)*B9*D9/F9/F9/(F9-1) | =C9*(D9-E9)/F9 | =(B9-C9)*E9/F9 | |
| =G10*(F10-G10)*B10*D10/F10/F10/(F10-1) | =C10*(D10-E10)/F10 | =(B10-C10)*E10/F10 | |
| =G11*(F11-G11)*B11*D11/F11/F11/(F11-1) | =C11*(D11-E11)/F11 | =(B11-C11)*E11/F11 | |
| =G12*(F12-G12)*B12*D12/F12/F12/(F12-1) | =C12*(D12-E12)/F12 | =(B12-C12)*E12/F12 | |
| =G13*(F13-G13)*B13*D13/F13/F13/(F13-1) | =C13*(D13-E13)/F13 | =(B13-C13)*E13/F13 | |
| =SUM(I2:I13) | =SUM(J2:J13) | =SUM(K2:K13) | ←I14〜K14はH14をコピー |
| ↑I3〜I13はI2をコピー | ↑J3〜J13はJ2をコピー | ↑K3〜K13はK2をコピー | |

## コホート研究による観察結果の

### 画　面

| | A | B | C | D | E | F |
|---|---|---|---|---|---|---|
| 1 | 階級 | | 曝露あり | 曝露なし | 計 | 中間値1 |
| 2 | 1 | 患者（死亡者）数 | 6 | 13 | 19 | 6 |
| 3 | | 観察人年 | 258.5 | 726.5 | 985 | |
| 4 | 2 | 患者（死亡者）数 | 9 | 17 | 26 | 9 |
| 5 | | 観察人年 | 272.5 | 816.5 | 1089 | |
| 6 | 3 | 患者（死亡者）数 | 15 | 21 | 36 | 15 |
| 7 | | 観察人年 | 316 | 688 | 1004 | |
| 8 | | | | | | 30 |
| 9 | | | | | | |
| 10 | | $\chi^2$値 | | | | |
| 11 | | 2.731785666 | | | | |
| 12 | | | | | | |
| 13 | | 相対危険 | | | | |
| 14 | | 1.50276633 | | | | |

### 入力式

| | A | B | C | D | E | F |
|---|---|---|---|---|---|---|
| 1 | 階級 | | 曝露あり | 曝露なし | 計 | 中間値1 |
| 2 | 1 | 患者（死亡者）数 | 6 | 13 | =SUM(C2:D2) | =C2 |
| 3 | | 観察人年 | 258.5 | 726.5 | =SUM(C3:D3) | |
| 4 | 2 | 患者（死亡者）数 | 9 | 17 | =SUM(C4:D4) | =C4 |
| 5 | | 観察人年 | 272.5 | 816.5 | =SUM(C5:D5) | |
| 6 | 3 | 患者（死亡者）数 | 15 | 21 | =SUM(C6:D6) | =C6 |
| 7 | | 観察人年 | 316 | 688 | =SUM(C7:D7) | |
| 8 | | | | | | =SUM(F2:F7) |
| 9 | | | | | ↑E3〜E7はE2をコピー | ↑F4, F6はF2をコピー |
| 10 | | $\chi^2$値 | | | | |
| 11 | | =(ABS(F8-G8)-0.5)^2/H8 | | | | |
| 12 | | | | | | |
| 13 | | 相対危険 | | | | |
| 14 | | =I8/J8 | | | | |

## マンテル-ヘンツェル法による解析

| G | H | I | J | K |
|---|---|---|---|---|
| 中間値2 | 中間値3 | 中間値4 | 中間値5 | |
| 4.98629442 | 3.677708521 | 4.42538071 | 3.41167513 | |
| 6.50596878 | 4.877983019 | 6.74793388 | 4.25390266 | |
| 11.3306773 | 7.764448183 | 10.2788845 | 6.60956175 | |
| 22.8229405 | 16.32013972 | 21.4521991 | 14.2751395 | |
| | | | | |
| | | | | |
| | | | | |

| G | H | I | J | K |
|---|---|---|---|---|
| 中間値2 | 中間値3 | 中間値4 | 中間値5 | |
| =E2*C3/E3 | =E2*C3*D3/E3/E3 | =C2*D3/E3 | =D2*C3/E3 | |
| =E4*C5/E5 | =E4*C5*D5/E5/E5 | =C4*D5/E5 | =D4*C5/E5 | |
| =E6*C7/E7 | =E6*C7*D7/E7/E7 | =C6*D7/E7 | =D6*C7/E7 | |
| =SUM(G2:G7) | =SUM(H2:H7) | =SUM(I2:I7) | =SUM(J2:J7) | ←G8〜J8はF8をコピー |
| ↑G4, G6はG2をコピー | ↑H4, H6はH2をコピー | ↑I4, I6はI2をコピー | ↑J4, J6はJ2をコピー | |

## チャンの方法による

| | A | B | C | D | E | F | G | H | I | J | K | L |
|---|---|---|---|---|---|---|---|---|---|---|---|---|
| 1 | 年齢階級 | 階級幅 | 人口 | 死亡数 | 死亡率 | α | 死亡確率 | 生存数 | 生命表上の死亡数 | 定常人口 | 累積定常人口 | 平均余命 |
| 2 | 0 | 1 | 411 | 2 | 0.004866 | 0.197 | 0.004847239 | 100000 | 484.72393 | 99610.76669 | 7261582.594 | 72.615826 |
| 3 | 1～4 | 4 | 1971 | 1 | 0.000507 | 0.407 | 0.002026987 | 99515.28 | 201.7162 | 397582.6335 | 7161971.827 | 71.968567 |
| 4 | 5～9 | 5 | 2893 | 0 | 0 | 0.470 | 0 | 99313.56 | 0 | 496567.7994 | 6764389.194 | 68.111436 |
| 5 | 10～14 | 5 | 2464 | 2 | 0.000812 | 0.535 | 0.004050797 | 99313.56 | 402.29907 | 495632.454 | 6267821.394 | 63.111436 |
| 6 | 15～19 | 5 | 1910 | 0 | 0 | 0.576 | 0 | 98911.26 | 0 | 494556.304 | 5772188.94 | 58.357248 |
| 7 | 20～24 | 5 | 1650 | 3 | 0.001818 | 0.496 | 0.009049446 | 98911.26 | 895.09213 | 492300.6718 | 5277632.636 | 53.357248 |
| 8 | 25～29 | 5 | 2116 | 1 | 0.000473 | 0.508 | 0.002360205 | 98016.17 | 231.33826 | 489511.7513 | 4785331.964 | 48.821863 |
| 9 | 30～34 | 5 | 2728 | 7 | 0.002566 | 0.515 | 0.012750571 | 97784.83 | 1246.8125 | 485900.6318 | 4295820.213 | 43.931356 |
| 10 | 35～39 | 5 | 2448 | 7 | 0.002859 | 0.530 | 0.014201952 | 96538.02 | 1371.0283 | 479468.1733 | 3809919.581 | 39.465484 |
| 11 | 40～44 | 5 | 2082 | 10 | 0.004803 | 0.543 | 0.023754662 | 95166.99 | 2260.6597 | 470669.341 | 3330451.408 | 34.995868 |
| 12 | 45～49 | 5 | 2025 | 12 | 0.005926 | 0.539 | 0.029230365 | 92906.33 | 2715.6859 | 458271.9941 | 2859782.067 | 30.781348 |
| 13 | 50～54 | 5 | 1818 | 4 | 0.0022 | 0.535 | 0.01094511 | 90190.64 | 987.14655 | 448658.1049 | 2401510.073 | 26.627042 |
| 14 | 55～59 | 5 | 1384 | 16 | 0.011561 | 0.539 | 0.056303136 | 89203.5 | 5022.4367 | 434440.7714 | 1952851.968 | 21.892101 |
| 15 | 60～64 | 5 | 1087 | 19 | 0.017479 | 0.535 | 0.083983469 | 84181.06 | 7069.8175 | 404467.9789 | 1518411.197 | 18.037444 |
| 16 | 65～69 | 5 | 902 | 31 | 0.034368 | 0.527 | 0.158923015 | 77111.24 | 12254.751 | 356573.7304 | 1113943.218 | 14.445925 |
| 17 | 70～74 | 5 | 658 | 34 | 0.051672 | 0.529 | 0.230330456 | 64856.49 | 14938.425 | 289102.4689 | 757369.4874 | 11.67762 |
| 18 | 75～79 | 5 | 470 | 31 | 0.065957 | 0.523 | 0.284960519 | 49918.07 | 14224.678 | 215664.4761 | 468267.0185 | 9.3807122 |
| 19 | 80～84 | 5 | 250 | 25 | 0.1 | 0.506 | 0.40096231 | 35693.39 | 14311.703 | 143117.0349 | 252602.5424 | 7.0770121 |
| 20 | 85～89 | 5 | 49 | 8 | 0.163265 | 0.473 | 0.570776256 | 21381.69 | 12204.158 | 74750.46846 | 109485.5075 | 5.1205276 |
| 21 | 90～94 | 5 | 27 | 6 | 0.222222 | 0.427 | 0.678886626 | 9177.527 | 6230.5003 | 28037.25123 | 34735.03903 | 3.7847929 |
| 22 | 95～ | | 25 | 11 | 0.44 | 0.376 | 1 | 2947.027 | 2947.0266 | 6697.787794 | 6697.787794 | 2.2727273 |
| 23 | | | | | | | | | | | | |
| 24 | | | | | | | | | | | | |
| 25 | | | | | | | | | | | | |

## 生命表関数の計算

入力式

| | A | B | C | D | E | F | G | H | I | J | K | L |
|---|---|---|---|---|---|---|---|---|---|---|---|---|
| 1 | 年齢階級 | 階級幅 | 人口 | 死亡数 | 死亡率 | α | 死亡確率 | 生存数 | 生命表上の死亡数 | 定常人口 | 累積定常人口 | 平均余命 |
| 2 | 0 | 1 | 411 | 2 | =D2/C2 | 0.197 | =B2*E2/(1+(1-F2)*B2*E2) | 100000 | =G2*H2 | =B2*H2*(1-G2)+G2*F2) | =SUM(I2:J$22) | =K2/H2 |
| 3 | 1〜4 | 4 | 1971 | 1 | =D3/C3 | 0.407 | =B3*E3/(1+(1-F3)*B3*E3) | =H2-I2 | =G3*H3 | =B3*H3*(1-G3)+G3*F3) | =SUM(I3:J$22) | =K3/H3 |
| 4 | 5〜9 | 5 | 2893 | 0 | =D4/C4 | 0.470 | =B4*E4/(1+(1-F4)*B4*E4) | =H3-I3 | =G4*H4 | =B4*H4*(1-G4)+G4*F4) | =SUM(I4:J$22) | =K4/H4 |
| 5 | 10〜14 | 5 | 2464 | 2 | =D5/C5 | 0.535 | =B5*E5/(1+(1-F5)*B5*E5) | =H4-I4 | =G5*H5 | =B5*H5*(1-G5)+G5*F5) | =SUM(I5:J$22) | =K5/H5 |
| 6 | 15〜19 | 5 | 1910 | 0 | =D6/C6 | 0.576 | =B6*E6/(1+(1-F6)*B6*E6) | =H5-I5 | =G6*H6 | =B6*H6*(1-G6)+G6*F6) | =SUM(I6:J$22) | =K6/H6 |
| 7 | 20〜24 | 5 | 1650 | 3 | =D7/C7 | 0.496 | =B7*E7/(1+(1-F7)*B7*E7) | =H6-I6 | =G7*H7 | =B7*H7*(1-G7)+G7*F7) | =SUM(I7:J$22) | =K7/H7 |
| 8 | 25〜29 | 5 | 2116 | 1 | =D8/C8 | 0.508 | =B8*E8/(1+(1-F8)*B8*E8) | =H7-I7 | =G8*H8 | =B8*H8*(1-G8)+G8*F8) | =SUM(I8:J$22) | =K8/H8 |
| 9 | 30〜34 | 5 | 2728 | 7 | =D9/C9 | 0.515 | =B9*E9/(1+(1-F9)*B9*E9) | =H8-I8 | =G9*H9 | =B9*H9*(1-G9)+G9*F9) | =SUM(I9:J$22) | =K9/H9 |
| 10 | 35〜39 | 5 | 2448 | 7 | =D10/C10 | 0.530 | =B10*E10/(1+(1-F10)*B10*E10) | =H9-I9 | =G10*H10 | =B10*H10*(1-G10)+G10*F10) | =SUM(I10:J$22) | =K10/H10 |
| 11 | 40〜44 | 5 | 2082 | 10 | =D11/C11 | 0.543 | =B11*E11/(1+(1-F11)*B11*E11) | =H10-I10 | =G11*H11 | =B11*H11*(1-G11)+G11*F11) | =SUM(I11:J$22) | =K11/H11 |
| 12 | 45〜49 | 5 | 2025 | 12 | =D12/C12 | 0.539 | =B12*E12/(1+(1-F12)*B12*E12) | =H11-I11 | =G12*H12 | =B12*H12*(1-G12)+G12*F12) | =SUM(I12:J$22) | =K12/H12 |
| 13 | 50〜54 | 5 | 1818 | 4 | =D13/C13 | 0.535 | =B13*E13/(1+(1-F13)*B13*E13) | =H12-I12 | =G13*H13 | =B13*H13*(1-G13)+G13*F13) | =SUM(I13:J$22) | =K13/H13 |
| 14 | 55〜59 | 5 | 1384 | 16 | =D14/C14 | 0.539 | =B14*E14/(1+(1-F14)*B14*E14) | =H13-I13 | =G14*H14 | =B14*H14*(1-G14)+G14*F14) | =SUM(I14:J$22) | =K14/H14 |
| 15 | 60〜64 | 5 | 1087 | 19 | =D15/C15 | 0.595 | =B15*E15/(1+(1-F15)*B15*E15) | =H14-I14 | =G15*H15 | =B15*H15*(1-G15)+G15*F15) | =SUM(I15:J$22) | =K15/H15 |
| 16 | 65〜69 | 5 | 902 | 31 | =D16/C16 | 0.527 | =B16*E16/(1+(1-F16)*B16*E16) | =H15-I15 | =G16*H16 | =B16*H16*(1-G16)+G16*F16) | =SUM(I16:J$22) | =K16/H16 |
| 17 | 70〜74 | 5 | 658 | 34 | =D17/C17 | 0.529 | =B17*E17/(1+(1-F17)*B17*E17) | =H16-I16 | =G17*H17 | =B17*H17*(1-G17)+G17*F17) | =SUM(I17:J$22) | =K17/H17 |
| 18 | 75〜79 | 5 | 470 | 31 | =D18/C18 | 0.523 | =B18*E18/(1+(1-F18)*B18*E18) | =H17-I17 | =G18*H18 | =B18*H18*(1-G18)+G18*F18) | =SUM(I18:J$22) | =K18/H18 |
| 19 | 80〜84 | 5 | 250 | 25 | =D19/C19 | 0.506 | =B19*E19/(1+(1-F19)*B19*E19) | =H18-I18 | =G19*H19 | =B19*H19*(1-G19)+G19*F19) | =SUM(I19:J$22) | =K19/H19 |
| 20 | 85〜89 | 5 | 49 | 8 | =D20/C20 | 0.473 | =B20*E20/(1+(1-F20)*B20*E20) | =H19-I19 | =G20*H20 | =B20*H20*(1-G20)+G20*F20) | =SUM(I20:J$22) | =K20/H20 |
| 21 | 90〜94 | 5 | 27 | 6 | =D21/C21 | 0.427 | =B21*E21/(1+(1-F21)*B21*E21) | =H20-I20 | =G21*H21 | =B21*H21*(1-G21)+G21*F21) | =SUM(I21:J$22) | =K21/H21 |
| 22 | 95〜 | | 25 | 11 | =D22/C22 | 0.376 | | =H21-I21 | =G22*H22 | =H22/E22 | =SUM(I22:J$22) | =K22/H22 |
| 23 | | | | | ↑E3〜E22はE2をコピー | | ↑G3〜G21はG2をコピー | ↑H4〜H22はH3をコピー | ↑I3〜I22はI2をコピー | ↑I3〜I21はJ2をコピー | ↑K3〜K22はK2をコピー | ↑L3〜L22はL2をコピー |

## カプラン-マイヤー法による

### 画面

| | A | B | C | D | E | F | |
|---|---|---|---|---|---|---|---|
| 1 | 観察期間順位 | 観察期間 | エンドポイント | (n-r)/(n-r+1) | 累積生存率 | 1/(n-r+1)(n-r) | 累積生 |
| 2 | 1 | 1 | 1 | 0.916666667 | 0.9166667 | 0.007575758 | |
| 3 | 2 | 3 | 1 | 0.909090909 | 0.8333333 | 0.009090909 | |
| 4 | 3 | 4 | 1 | 0.9 | 0.75 | 0.011111111 | |
| 5 | 4 | 4 | 1 | 0.888888889 | 0.6666667 | 0.013888889 | |
| 6 | 5 | 4 | 0 | 1 | 0.6666667 | 0 | |
| 7 | 6 | 5 | 1 | 0.857142857 | 0.5714286 | 0.023809524 | |
| 8 | 7 | 6 | 0 | 1 | 0.5714286 | 0 | |
| 9 | 8 | 6 | 0 | 1 | 0.5714286 | 0 | |
| 10 | 9 | 7 | 0 | 1 | 0.5714286 | 0 | |
| 11 | 10 | 7 | 0 | 1 | 0.5714286 | 0 | |
| 12 | 11 | 8 | 1 | 0.5 | 0.2857143 | 0.5 | |
| 13 | 12 | 9 | 1 | 1 | 0.2857143 | 0 | |
| 14 | | | | | | | |
| 15 | | | | | | | |

### 入力式

| | A | B | C | D | E | F | |
|---|---|---|---|---|---|---|---|
| 1 | 観察期間順位 | 観察期間 | エンドポイント | (n-r)/(n-r+1) | 累積生存率 | 1/(n-r+1)(n-r) | 累積生 |
| 2 | 1 | 1 | 1 | =IF(C2=1, (12-A2)/(12-A2+1), 1) | =D2 | =IF(C2=1, 1/(12-A2+1)/(12-A2), 0) | =IF(C2=1, E2*SQRT |
| 3 | 2 | 3 | 1 | =IF(C3=1, (12-A3)/(12-A3+1), 1) | =E2*D3 | =IF(C3=1, 1/(12-A3+1)/(12-A3), 0) | =IF(C3=1, E3*SQRT |
| 4 | 3 | 4 | 1 | =IF(C4=1, (12-A4)/(12-A4+1), 1) | =E3*D4 | =IF(C4=1, 1/(12-A4+1)/(12-A4), 0) | =IF(C4=1, E4*SQRT |
| 5 | 4 | 4 | 1 | =IF(C5=1, (12-A5)/(12-A5+1), 1) | =E4*D5 | =IF(C5=1, 1/(12-A5+1)/(12-A5), 0) | =IF(C5=1, E5*SQRT |
| 6 | 5 | 4 | 0 | =IF(C6=1, (12-A6)/(12-A6+1), 1) | =E5*D6 | =IF(C6=1, 1/(12-A6+1)/(12-A6), 0) | =IF(C6=1, E6*SQRT |
| 7 | 6 | 5 | 1 | =IF(C7=1, (12-A7)/(12-A7+1), 1) | =E6*D7 | =IF(C7=1, 1/(12-A7+1)/(12-A7), 0) | =IF(C7=1, E7*SQRT |
| 8 | 7 | 6 | 0 | =IF(C8=1, (12-A8)/(12-A8+1), 1) | =E7*D8 | =IF(C8=1, 1/(12-A8+1)/(12-A8), 0) | =IF(C8=1, E8*SQRT |
| 9 | 8 | 6 | 0 | =IF(C9=1, (12-A9)/(12-A9+1), 1) | =E8*D9 | =IF(C9=1, 1/(12-A9+1)/(12-A9), 0) | =IF(C9=1, E9*SQRT |
| 10 | 9 | 7 | 0 | =IF(C10=1, (12-A10)/(12-A10+1), 1) | =E9*D10 | =IF(C10=1, 1/(12-A10+1)/(12-A10), 0) | =IF(C10=1, E10*SQR |
| 11 | 10 | 7 | 0 | =IF(C11=1, (12-A11)/(12-A11+1), 1) | =E10*D11 | =IF(C11=1, 1/(12-A11+1)/(12-A11), 0) | =IF(C11=1, E11*SQR |
| 12 | 11 | 8 | 1 | =IF(C12=1, (12-A12)/(12-A12+1), 1) | =E11*D12 | =IF(C12=1, 1/(12-A12+1)/(12-A12), 0) | =IF(C12=1, E12*SQR |
| 13 | 12 | 9 | 0 | =IF(C13=1, (12-A13)/(12-A13+1), 1) | =E12*D13 | =IF(C13=1, 1/(12-A13+1)/(12-A13), 0) | =IF(C13=1, E13*SQR |
| 14 | | | | ↑D3〜D17はD2をコピー | ↑E4〜E13は E3をコピー | ↑F3〜F13はF2をコピー | ↑G3〜G13は G2をコピー |
| 15 | | | | | | | |

# 累積生存率の計算

| G | H | I |
|---|---|---|
| 存率の標準誤差 | 累積生存率の95％信頼区間下限 | 累積生存率の95％信頼区間上限 |
| 0.079785592 | 0.760286906 | 1 |
| 0.107582871 | 0.622470907 | |
| 0.125 | 0.505 | 0.995 |
| 0.136082763 | 0.39994445 | 0.933388883 |
| | | |
| 0.146218947 | 0.284839435 | 0.858017708 |
| | | |
| | | |
| | | |
| 0.21485186 | 0 | 0.706823931 |

| G | H | I |
|---|---|---|
| 存率の標準誤差 | 累積生存率の95％信頼区間下限 | 累積生存率の95％信頼区間上限 |
| (SUM(F$2:F2)),"") | =IF(G2="","",if(E2-1.96*G2<0,0,e2-1.96*g2)) | =IF(G2="","",if(E2+1.96*G2>1,1,e2+1.96*g2)) |
| SUM(F$2:F3)),"") | =IF(G3="","",IF(E3-1.96*G3<0,0,E3-1.96*G3)) | =IF(G3="","",IF(E3+1.96*G3>1,1,E3+1.96*G3)) |
| SUM(F$2:F4)),"") | =IF(G4="","",IF(E4-1.96*G4<0,0,E4-1.96*G4)) | =IF(G4="","",IF(E4+1.96*G4>1,1,E4+1.96*G4)) |
| SUM(F$2:F5)),"") | =IF(G5="","",IF(E5-1.96*G5<0,0,E5-1.96*G5)) | =IF(G5="","",IF(E5+1.96*G5>1,1,E5+1.96*G5)) |
| SUM(F$2:F6)),"") | =IF(G6="","",IF(E6-1.96*G6<0,0,E6-1.96*G6)) | =IF(G6="","",IF(E6+1.96*G6>1,1,E6+1.96*G6)) |
| SUM(F$2:F7)),"") | =IF(G7="","",IF(E7-1.96*G7<0,0,E7-1.96*G7)) | =IF(G7="","",IF(E7+1.96*G7>1,1,E7+1.96*G7)) |
| SUM(F$2:F8)),"") | =IF(G8="","",IF(E8-1.96*G8<0,0,E8-1.96*G8)) | =IF(G8="","",IF(E8+1.96*G8>1,1,E8+1.96*G8)) |
| SUM(F$2:F9)),"") | =IF(G9="","",IF(E9-1.96*G9<0,0,E9-1.96*G9)) | =IF(G9="","",IF(E9+1.96*G9>1,1,E9+1.96*G9)) |
| (SUM(F$2:F10)),"") | =IF(G10="","",IF(E10-1.96*G10<0,0,E10-1.96*G10)) | =IF(G10="","",IF(E10+1.96*G10>1,1,E10+1.96*G10)) |
| (SUM(F$2:F11)),"") | =IF(G11="","",IF(E11-1.96*G11<0,0,E11-1.96*G11)) | =IF(G11="","",IF(E11+1.96*G11>1,1,E11+1.96*G11)) |
| (SUM(F$2:F12)),"") | =IF(G12="","",IF(E12-1.96*G12<0,0,E12-1.96*G12)) | =IF(G12="","",IF(E12+1.96*G12>1,1,E12+1.96*G12)) |
| (SUM(F$2:F13)),"") | =IF(G13="","",IF(E13-1.96*G13<0,0,E13-1.96*G13)) | =IF(G13="","",IF(E13+1.96*G13>1,1,E13+1.96*G13)) |
| | ↑H3〜H13はH2をコピー | ↑I3〜I13はI2をコピー |

## 数表

### 付表1／正規分布表（上側確率）

| $a$ | 0 | 1 | 2 | 3 | 4 | 5 | 6 | 7 | 8 | 9 |
|---|---|---|---|---|---|---|---|---|---|---|
| 0.0 | .5000 | .4960 | .4920 | .4880 | .4840 | .4801 | .4761 | .4721 | .4681 | .4641 |
| 0.1 | .4602 | .4562 | .4522 | .4483 | .4443 | .4404 | .4364 | .4325 | .4286 | .4247 |
| 0.2 | .4207 | .4168 | .4129 | .4090 | .4052 | .4013 | .3974 | .3936 | .3897 | .3859 |
| 0.3 | .3821 | .3783 | .3745 | .3707 | .3669 | .3632 | .3594 | .3557 | .3520 | .3483 |
| 0.4 | .3446 | .3409 | .3372 | .3336 | .3300 | .3264 | .3228 | .3192 | .3156 | .3121 |
| 0.5 | .3085 | .3050 | .3015 | .2981 | .2946 | .2912 | .2877 | .2843 | .2810 | .2776 |
| 0.6 | .2743 | .2709 | .2676 | .2643 | .2611 | .2578 | .2546 | .2514 | .2483 | .2451 |
| 0.7 | .2420 | .2389 | .2358 | .2327 | .2297 | .2266 | .2236 | .2206 | .2177 | .2148 |
| 0.8 | .2119 | .2090 | .2061 | .2033 | .2005 | .1977 | .1949 | .1922 | .1894 | .1867 |
| 0.9 | .1841 | .1814 | .1788 | .1762 | .1736 | .1711 | .1685 | .1660 | .1635 | .1611 |
| 1.0 | .1587 | .1562 | .1539 | .1515 | .1492 | .1469 | .1446 | .1423 | .1401 | .1379 |
| 1.1 | .1357 | .1335 | .1314 | .1292 | .1271 | .1251 | .1230 | .1210 | .1190 | .1170 |
| 1.2 | .1152 | .1131 | .1112 | .1093 | .1075 | .1056 | .1038 | .1020 | .1003 | .0985 |
| 1.3 | .0968 | .0951 | .0934 | .0918 | .0901 | .0885 | .0869 | .0853 | .0838 | .0823 |
| 1.4 | .0808 | .0793 | .0778 | .0764 | .0749 | .0735 | .0721 | .0708 | .0694 | .0681 |
| 1.5 | .0668 | .0655 | .0643 | .0630 | .0618 | .0606 | .0594 | .0582 | .0571 | .0559 |
| 1.6 | .0548 | .0537 | .0526 | .0516 | .0505 | .0495 | .0485 | .0475 | .0465 | .0455 |
| 1.7 | .0446 | .0436 | .0427 | .0418 | .0409 | .0401 | .0392 | .0384 | .0375 | .0367 |
| 1.8 | .0359 | .0351 | .0344 | .0336 | .0329 | .0322 | .0314 | .0307 | .0301 | .0294 |
| 1.9 | .0287 | .0281 | .0274 | .0268 | .0262 | .0256 | .0250 | .0244 | .0239 | .0233 |
| 2.0 | .0228 | .0222 | .0217 | .0212 | .0207 | .0202 | .0197 | .0192 | .0188 | .0183 |
| 2.1 | .0179 | .0174 | .0170 | .0166 | .0162 | .0158 | .0154 | .0150 | .0146 | .0143 |
| 2.2 | .0139 | .0136 | .0132 | .0129 | .0125 | .0122 | .0119 | .0116 | .0113 | .0110 |
| 2.3 | .0107 | .0104 | .0102 | .0099 | .0096 | .0094 | .0091 | .0089 | .0087 | .0084 |
| 2.4 | .0082 | .0080 | .0078 | .0075 | .0073 | .0071 | .0069 | .0068 | .0066 | .0064 |
| 2.5 | .0062 | .0060 | .0059 | .0057 | .0055 | .0054 | .0052 | .0051 | .0049 | .0048 |
| 2.6 | .0047 | .0045 | .0044 | .0043 | .0041 | .0040 | .0039 | .0038 | .0037 | .0036 |
| 2.7 | .0035 | .0034 | .0033 | .0032 | .0031 | .0030 | .0029 | .0028 | .0027 | .0026 |
| 2.8 | .0026 | .0025 | .0024 | .0023 | .0023 | .0022 | .0021 | .0021 | .0020 | .0019 |
| 2.9 | .0019 | .0018 | .0018 | .0017 | .0016 | .0016 | .0015 | .0015 | .0014 | .0014 |
| 3.0 | .0013 | .0013 | .0013 | .0012 | .0012 | .0011 | .0011 | .0011 | .0010 | .0010 |
| 3.1 | .0010 | .0009 | .0009 | .0009 | .0008 | .0008 | .0008 | .0008 | .0007 | .0007 |
| 3.2 | .0007 | .0007 | .0006 | .0006 | .0006 | .0006 | .0006 | .0005 | .0005 | .0005 |
| 3.3 | .0005 | .0005 | .0005 | .0004 | .0004 | .0004 | .0004 | .0004 | .0004 | .0003 |
| 3.4 | .0003 | .0003 | .0003 | .0003 | .0003 | .0003 | .0003 | .0003 | .0003 | .0002 |

## 付表2／$t$ 分布のパーセント点

| 自由度 | 両側確率 | | | |
|---|---|---|---|---|
| | 0.100 | 0.050 | 0.020 | 0.010 |
| 1 | 6.314 | 12.706 | 31.820 | 63.654 |
| 2 | 2.920 | 4.303 | 6.965 | 9.925 |
| 3 | 2.353 | 3.182 | 4.541 | 5.841 |
| 4 | 2.132 | 2.776 | 3.747 | 4.604 |
| 5 | 2.015 | 2.571 | 3.365 | 4.032 |
| 6 | 1.943 | 2.447 | 3.143 | 3.707 |
| 7 | 1.895 | 2.365 | 2.998 | 3.499 |
| 8 | 1.860 | 2.306 | 2.896 | 3.355 |
| 9 | 1.833 | 2.262 | 2.821 | 3.250 |
| 10 | 1.812 | 2.228 | 2.764 | 3.169 |
| 11 | 1.796 | 2.201 | 2.718 | 3.106 |
| 12 | 1.782 | 2.179 | 2.681 | 3.055 |
| 13 | 1.771 | 2.160 | 2.650 | 3.012 |
| 14 | 1.761 | 2.145 | 2.624 | 2.977 |
| 15 | 1.753 | 2.131 | 2.602 | 2.947 |
| 16 | 1.746 | 2.120 | 2.583 | 2.921 |
| 17 | 1.740 | 2.110 | 2.567 | 2.898 |
| 18 | 1.734 | 2.101 | 2.552 | 2.878 |
| 19 | 1.729 | 2.093 | 2.539 | 2.861 |
| 20 | 1.725 | 2.086 | 2.528 | 2.845 |
| 21 | 1.721 | 2.080 | 2.518 | 2.831 |
| 22 | 1.717 | 2.074 | 2.508 | 2.819 |
| 23 | 1.714 | 2.069 | 2.500 | 2.807 |
| 24 | 1.711 | 2.064 | 2.492 | 2.797 |
| 25 | 1.708 | 2.060 | 2.485 | 2.787 |
| 26 | 1.706 | 2.056 | 2.479 | 2.779 |
| 27 | 1.703 | 2.052 | 2.473 | 2.771 |
| 28 | 1.701 | 2.048 | 2.467 | 2.763 |
| 29 | 1.699 | 2.045 | 2.462 | 2.756 |
| 30 | 1.697 | 2.042 | 2.457 | 2.750 |
| 35 | 1.690 | 2.030 | 2.438 | 2.724 |
| 40 | 1.684 | 2.021 | 2.423 | 2.704 |
| 45 | 1.679 | 2.014 | 2.412 | 2.690 |
| 50 | 1.676 | 2.009 | 2.403 | 2.678 |
| 60 | 1.671 | 2.000 | 2.390 | 2.660 |
| 70 | 1.667 | 1.994 | 2.381 | 2.648 |
| 80 | 1.664 | 1.990 | 2.374 | 2.639 |
| 100 | 1.660 | 1.984 | 2.364 | 2.626 |
| 120 | 1.658 | 1.980 | 2.358 | 2.617 |
| ∞ | 1.645 | 1.960 | 2.326 | 2.576 |

## 付表3／$\chi^2$ 分布のパーセント点

| 自由度 $k$ | 上側確率 | | | |
|---|---|---|---|---|
| | 0.100 | 0.050 | 0.020 | 0.010 |
| 1 | 2.706 | 3.841 | 5.412 | 6.635 |
| 2 | 4.605 | 5.991 | 7.824 | 9.210 |
| 3 | 6.251 | 7.815 | 9.837 | 11.345 |
| 4 | 7.779 | 9.488 | 11.668 | 13.277 |
| 5 | 9.236 | 11.070 | 13.388 | 15.086 |
| 6 | 10.645 | 12.592 | 15.033 | 16.812 |
| 7 | 12.017 | 14.067 | 16.622 | 18.475 |
| 8 | 13.362 | 15.507 | 18.168 | 20.090 |
| 9 | 14.684 | 16.919 | 19.679 | 21.666 |
| 10 | 15.987 | 18.307 | 21.161 | 23.209 |
| 11 | 17.275 | 19.675 | 22.618 | 24.725 |
| 12 | 18.549 | 21.026 | 24.054 | 26.217 |
| 13 | 19.812 | 22.362 | 25.472 | 27.688 |
| 14 | 21.064 | 23.685 | 26.873 | 29.141 |
| 15 | 22.307 | 24.996 | 28.259 | 30.578 |
| 16 | 23.542 | 26.296 | 29.633 | 32.000 |
| 17 | 24.769 | 27.587 | 30.995 | 33.409 |
| 18 | 25.989 | 28.869 | 32.346 | 34.805 |
| 19 | 27.204 | 30.144 | 33.687 | 36.191 |
| 20 | 28.412 | 31.410 | 35.020 | 37.566 |
| 21 | 29.615 | 32.671 | 36.343 | 38.932 |
| 22 | 30.813 | 33.924 | 37.659 | 40.289 |
| 23 | 32.007 | 35.172 | 38.968 | 41.638 |
| 24 | 33.196 | 36.415 | 40.270 | 42.980 |
| 25 | 34.382 | 37.652 | 41.566 | 44.314 |
| 26 | 35.563 | 38.885 | 42.856 | 45.642 |
| 27 | 36.741 | 40.113 | 44.140 | 46.963 |
| 28 | 37.916 | 41.337 | 45.419 | 48.278 |
| 29 | 39.087 | 42.557 | 46.693 | 49.588 |
| 30 | 40.256 | 43.773 | 47.962 | 50.892 |
| 35 | 46.059 | 49.802 | 54.244 | 57.342 |
| 40 | 51.805 | 55.758 | 60.436 | 63.691 |
| 45 | 57.505 | 61.656 | 66.555 | 69.957 |
| 50 | 63.167 | 67.505 | 72.613 | 76.154 |
| 60 | 74.397 | 79.082 | 84.580 | 88.379 |
| 70 | 85.527 | 90.531 | 96.388 | 100.425 |
| 80 | 96.578 | 101.879 | 108.069 | 112.329 |
| 100 | 118.498 | 124.342 | 131.142 | 135.807 |
| 120 | 140.233 | 146.567 | 153.918 | 158.950 |
| 240 | 268.471 | 277.138 | 287.110 | 293.888 |

## 付表4／相関係数の検定（$H_0 : \rho = 0$）

| 標本サイズ $n$ | 自由度 $k$ | 両側確率 | | | |
|---|---|---|---|---|---|
| | | 0.100 | 0.050 | 0.020 | 0.010 |
| 3 | 1 | 0.9877 | 0.9969 | 0.9995 | 0.9999 |
| 4 | 2 | 0.9000 | 0.9500 | 0.9800 | 0.9900 |
| 5 | 3 | 0.8054 | 0.8783 | 0.9343 | 0.9587 |
| 6 | 4 | 0.7293 | 0.8114 | 0.8822 | 0.9172 |
| 7 | 5 | 0.6694 | 0.7545 | 0.8329 | 0.8745 |
| 8 | 6 | 0.6215 | 0.7067 | 0.7887 | 0.8343 |
| 9 | 7 | 0.5822 | 0.6664 | 0.7498 | 0.7977 |
| 10 | 8 | 0.5494 | 0.6319 | 0.7155 | 0.7646 |
| 11 | 9 | 0.5214 | 0.6021 | 0.6851 | 0.7348 |
| 12 | 10 | 0.4973 | 0.5760 | 0.6481 | 0.7079 |
| 13 | 11 | 0.4762 | 0.5529 | 0.6339 | 0.6835 |
| 14 | 12 | 0.4575 | 0.5324 | 0.6120 | 0.6614 |
| 15 | 13 | 0.4409 | 0.5140 | 0.5923 | 0.6412 |
| 16 | 14 | 0.4259 | 0.4973 | 0.5742 | 0.6226 |
| 17 | 15 | 0.4124 | 0.4821 | 0.5577 | 0.6055 |
| 18 | 16 | 0.4000 | 0.4683 | 0.5425 | 0.5897 |
| 19 | 17 | 0.3887 | 0.4555 | 0.5285 | 0.5751 |
| 20 | 18 | 0.3783 | 0.4438 | 0.5155 | 0.5614 |
| 21 | 19 | 0.3687 | 0.4329 | 0.5034 | 0.5487 |
| 22 | 20 | 0.3598 | 0.4227 | 0.4921 | 0.5368 |
| 23 | 21 | 0.3515 | 0.4132 | 0.4815 | 0.5256 |
| 24 | 22 | 0.3438 | 0.4044 | 0.4716 | 0.5151 |
| 25 | 23 | 0.3365 | 0.3961 | 0.4622 | 0.5052 |
| 26 | 24 | 0.3297 | 0.3882 | 0.4534 | 0.4958 |
| 27 | 25 | 0.3233 | 0.3809 | 0.4451 | 0.4869 |
| 28 | 26 | 0.3172 | 0.3739 | 0.4372 | 0.4785 |
| 29 | 27 | 0.3115 | 0.3673 | 0.4297 | 0.4705 |
| 30 | 28 | 0.3061 | 0.3610 | 0.4226 | 0.4629 |
| 35 | 33 | 0.2826 | 0.3338 | 0.3916 | 0.4297 |
| 40 | 38 | 0.2638 | 0.3120 | 0.3665 | 0.4026 |
| 45 | 43 | 0.2483 | 0.2940 | 0.3457 | 0.3801 |
| 50 | 48 | 0.2353 | 0.2787 | 0.3281 | 0.3610 |
| 55 | 53 | 0.2241 | 0.2656 | 0.3129 | 0.3445 |
| 60 | 58 | 0.2144 | 0.2542 | 0.2997 | 0.3301 |
| 70 | 68 | 0.1982 | 0.2352 | 0.2776 | 0.3060 |
| 80 | 78 | 0.1852 | 0.2199 | 0.2597 | 0.2864 |
| 90 | 88 | 0.1745 | 0.2072 | 0.2449 | 0.2702 |
| 100 | 98 | 0.1654 | 0.1966 | 0.2324 | 0.2565 |
| 150 | 148 | 0.1348 | 0.1603 | 0.1898 | 0.2097 |
| 200 | 198 | 0.1166 | 0.1388 | 0.1644 | 0.1818 |

## 付表5／乱　数　表

```
79 87 45 60    96 99 25 88    66 43 10 92    25 65 31 61    78 24 64 49
74 16 63 73    15 30 83 26    09 86 70 65    36 11 23 73    08 77 57 87
23 76 42 95    77 93 53 14    30 57 46 42    36 44 90 31    72 68 60 29
56 19 97 73    83 44 09 76    00 55 89 35    70 09 79 03    39 21 30 27

32 35 63 00    83 77 27 84    73 36 87 72    57 83 24 71    80 27 31 29
51 83 55 33    77 72 05 01    36 09 67 70    88 58 99 43    35 94 98 82
25 64 68 75    59 65 40 73    81 99 52 72    03 01 21 35    78 45 22 94
27 71 33 67    89 25 61 40    71 12 69 74    11 36 85 22    05 88 11 11

77 61 28 19    49 28 92 72    64 12 82 31    72 83 59 09    20 42 31 32
11 34 70 26    51 43 45 04    45 94 86 58    63 28 89 51    89 30 68 19
59 84 58 88    18 05 14 01    11 19 42 79    67 46 91 68    42 10 61 51
31 66 92 44    58 90 05 48    70 56 28 51    90 90 18 14    43 17 70 87

06 71 07 61    42 57 56 44    87 26 26 37    16 27 07 31    48 56 10 34
65 18 38 32    75 51 28 00    38 78 34 74    81 27 67 42    77 68 11 20
62 87 21 63    41 28 62 66    28 02 64 65    49 68 88 68    54 07 72 26
58 73 34 94    10 37 16 22    06 64 10 50    91 87 85 44    75 29 16 82

92 53 18 85    18 14 47 93    38 58 37 51    82 89 98 70    84 88 15 53
35 69 19 86    15 88 89 64    59 84 15 12    21 58 67 15    47 19 91 19
52 58 81 37    61 39 97 90    63 33 14 73    54 64 68 51    94 33 38 44
28 24 19 32    40 58 11 35    66 19 30 44    76 53 20 07    30 74 36 70

87 23 68 48    28 19 56 71    13 28 76 19    91 74 07 57    14 93 50 50
30 54 78 58    49 97 63 61    93 13 79 39    40 62 51 52    41 03 99 30
76 67 69 28    59 18 90 61    87 32 93 64    93 93 21 72    02 37 01 30
11 08 17 03    13 02 49 76    54 93 38 04    49 06 07 97    77 02 38 35

40 71 85 38    65 32 04 36    75 76 94 49    79 42 00 17    76 45 22 85
67 71 70 68    01 40 30 51    30 31 71 94    02 10 73 87    18 61 91 95
27 04 76 58    86 25 82 16    33 74 14 99    79 50 02 22    54 74 27 50
37 15 58 93    19 93 55 40    25 44 73 48    39 83 08 01    38 59 19 79

85 02 96 97    71 38 34 75    16 02 99 63    84 43 25 01    11 61 27 94
27 22 45 01    36 66 35 64    35 32 46 27    32 35 13 40    23 66 11 73
12 75 76 51    30 60 01 09    18 49 58 96    28 00 77 94    38 38 51 07
31 09 67 70    33 03 94 43    24 39 32 25    03 42 42 08    82 98 23 41
```

## 付表6／相関係数の z 変換表

| r | z | r | z | r | z | r | z |
|---|---|---|---|---|---|---|---|
| 0.00 | 0.00 | 0.25 | 0.26 | 0.50 | 0.55 | 0.75 | 0.97 |
| 0.01 | 0.01 | 0.26 | 0.27 | 0.51 | 0.56 | 0.76 | 1.00 |
| 0.02 | 0.02 | 0.27 | 0.28 | 0.52 | 0.58 | 0.77 | 1.02 |
| 0.03 | 0.03 | 0.28 | 0.29 | 0.53 | 0.59 | 0.78 | 1.05 |
| 0.04 | 0.04 | 0.29 | 0.30 | 0.54 | 0.60 | 0.79 | 1.07 |
| 0.05 | 0.05 | 0.30 | 0.31 | 0.55 | 0.62 | 0.80 | 1.10 |
| 0.06 | 0.06 | 0.31 | 0.32 | 0.56 | 0.63 | 0.81 | 1.13 |
| 0.07 | 0.07 | 0.32 | 0.33 | 0.57 | 0.65 | 0.82 | 1.16 |
| 0.08 | 0.08 | 0.33 | 0.34 | 0.58 | 0.66 | 0.83 | 1.19 |
| 0.09 | 0.09 | 0.34 | 0.35 | 0.59 | 0.68 | 0.84 | 1.22 |
| 0.10 | 0.10 | 0.35 | 0.37 | 0.60 | 0.69 | 0.85 | 1.26 |
| 0.11 | 0.11 | 0.36 | 0.38 | 0.61 | 0.71 | 0.86 | 1.29 |
| 0.12 | 0.12 | 0.37 | 0.39 | 0.62 | 0.73 | 0.87 | 1.33 |
| 0.13 | 0.13 | 0.38 | 0.40 | 0.63 | 0.74 | 0.88 | 1.38 |
| 0.14 | 0.14 | 0.39 | 0.41 | 0.64 | 0.76 | 0.89 | 1.42 |
| 0.15 | 0.15 | 0.40 | 0.42 | 0.65 | 0.78 | 0.90 | 1.47 |
| 0.16 | 0.16 | 0.41 | 0.44 | 0.66 | 0.79 | 0.91 | 1.53 |
| 0.17 | 0.17 | 0.42 | 0.45 | 0.67 | 0.81 | 0.92 | 1.59 |
| 0.18 | 0.18 | 0.43 | 0.46 | 0.68 | 0.83 | 0.93 | 1.66 |
| 0.19 | 0.19 | 0.44 | 0.47 | 0.69 | 0.85 | 0.94 | 1.74 |
| 0.20 | 0.20 | 0.45 | 0.48 | 0.70 | 0.87 | 0.95 | 1.83 |
| 0.21 | 0.21 | 0.46 | 0.50 | 0.71 | 0.89 | 0.96 | 1.95 |
| 0.22 | 0.22 | 0.47 | 0.51 | 0.72 | 0.91 | 0.97 | 2.09 |
| 0.23 | 0.23 | 0.48 | 0.52 | 0.73 | 0.93 | 0.98 | 2.30 |
| 0.24 | 0.24 | 0.49 | 0.54 | 0.74 | 0.95 | 0.99 | 2.65 |

## 数表の説明

### 付表1／正規分布表

　この正規分布表は，確率変数$Z$が標準正規分布（平均0，標準偏差1の正規分布）に従うとき，$Z$が$a$を越える確率，$P\{a<Z\}$，を与える．ただし，$a$は0〜3.49の範囲の定数．

　表の右上端には，$P\{0.00<Z\}=.5000$の値がある．1例として，$P\{1.65<Z\}$は$a$が1.6の行，5の列の値を読み，0.0495となる．

　どのような範囲の確率でも，$P\{a<Z\}$の形を組み合わせて算出できる．次に，2，3の例を示そう．

①　$P\{Z<1.65\}=1-P\{1.65\leqq Z\}=1-0.0495=0.9505$

　ここで，$Z$は連続的確率変数だから，≦の等号は取り除いても確率は変わらない，ことに注意．

②　$P\{Z<-1.65\}=P\{1.65<Z\}=0.0495$

③　$P\{-1.65<Z<1.65\}=1-P\{Z\leqq-1.65\}-P\{1.65\leqq Z\}$
$\qquad\qquad=1-2P\{1.65\leqq Z\}=0.9010$

　平均$\mu$，標準偏差$\sigma$の正規分布に従う確率変数を$X$で表すと（$Z$は標準正規分布に用いる），$X$は次の変換により標準化される．

$$Z=\frac{X-\mu}{\sigma}$$

たとえば，$X$が$\mu=10$，$\sigma=4$の正規分布に従うとき，$P\{12<X<15\}$のように求められる．

$$P\{12<X<15\}=P\left\{\frac{12-10}{4}<\frac{X-10}{4}<\frac{15-10}{4}\right\}$$

不等式は両辺から等しい数を引いても，両辺を等しい正の数で割っても不変である．ここで，$Z=(X-10)/4$とおくと，求める確率は，

$\qquad P\{0.5<Z<1.25\}=0.3085-0.1056=0.2029$

　次に，$P\{-a<Z<a\}=0.95$となる$\sigma$値を求めるには$P\{a<Z\}=(1-0.95/2=0.025$となる$a$の値を表から読みとり，1.96が得られる．

## 付表 2／$t$ 分布表

　この $t$ 分布表は，自由度が 1 から ∞ までの $t$ 分布について，両側 10％点，同 5％点，同 2％点，同 1％点を与える．両側 10％点は片側 5％点に，両側 2％点は片側 1％点になる．

　平均 $\mu$，標準偏差 $\sigma$ の正規母集団より抽出された，大きさ $n$ の標本による標本平均 $\bar{X}$ は，次の標準化の変換により標準正規分布に従う $Z$ に変換される．

$$Z = \frac{\sqrt{n}(\bar{X} - \mu)}{\sigma}$$

　上式で，$\sigma$ の代わりに標本標準偏差 $s$ を置き換えた $t$ は，自由度 $(n-1)$ の $t$ 分布に従う．

$$t = \frac{\sqrt{n}(\bar{X} - \mu)}{s}$$

　$n \to \infty$ のとき $s \to \sigma$ となるゆえ，$t$ 分布は自由度の増加とともに標準正規分布に近づき，自由度∞の $t$ 分布は標準正規分布に一致する．表の自由度∞の値は，標準正規分布の上側パーセント点と同じものである．

　$t$ 分布は，分母に変動をもつ $s$ を含むため，正規分布より変動が大きい．$t$ 分布の密度関数のグラフを，標準正規分布のそれと比べると，分布の両裾において 0 に収束するのが遅い．したがって上側パーセント点は，標準正規分布の値より大きくなる．

　統計的推論において $t$ 分布を用いるのは，平均に関する推論のほかに，回帰係数や相関係数に関する推論がある．相関係数に関する検定には付表 4 が用いられる．

## 付表 3／$\chi^2$ 分布表

　この $\chi^2$ 分布表は，自由度が 1 から 240 までの $\chi^2$ 分布について，上側 10％点，同 5％点，同 2％点，同 1％点を与える．

　$X$ が標準正規分布に従うとき，$X^2$ は自由度 1 の $\chi^2$ 分布に従う．1.96 は

$X$ の両側 5％点であるから,
$$\Pr\{X<-1.96 \text{ または } 1.96<X\}=0.05$$
となる.

この事象は $1.96<|X|$ と表されるが, これは $3.84<X^2$ と同じ意味である(ここで, $3.84=(1.96)^2$). よって
$$\Pr\{3.84<X^2\}=0.05$$
となる. 自由度 1 の $\chi^2$ 分布の上側パーセント点は標準正規分布の両側パーセント点の 2 乗に一致する.

$X_1^2$, $X_2^2$, $\cdots$, $X_k^2$ が互いに独立な自由度 1 の $\chi^2$ 分布に従うとき $X_1^2+X_2^2+\cdots+X_k^2$ は自由度 $k$ の $\chi^2$ 分布に従う.

自由度 $k$ の $\chi^2$ 分布の平均は $k$, 標準偏差は $\sqrt{2k}$ であり, 自由度とともにこれらの値は増大する. したがってこれに伴い上側パーセント点も増大することになる.

$\chi^2$ 分布は, 分散に関する統計的推論, 分割表による検定などに用いられる.

## 付表 4／相関係数に関する検定の表

この表は, 標本の大きさ $n=3\sim200$ について, 帰無仮説「母相関係数 $\rho$ は 0」に関する両側検定の 10％点, 5％点, 2％点, 1％点を与える. 10％点, 2％点はそれぞれ片側検定の 5％点, 1％点にあたる.

標本相関係数 $r$ をつぎのように変換すると, 帰無仮説の下では, 自由度 $n-2$ の $t$ 分布に従う.
$$t=\frac{r\sqrt{n-2}}{\sqrt{1-r^2}}$$
上式を $r$ について解くと, 次式を得る.
$$r=\frac{t}{\sqrt{n-2+t^2}}$$
この式の右辺の $t$ に, $t$ 分布の両側パーセント点を入れると, 対応する $r$ のパーセント点が得られる.

一例をあげると, $n=30$, $r=0.4$ の場合, 表より両側 5％点は 0.3610,

同1％点は0.4629であるゆえ,有意水準5％では有意,同1％では有意にならない.

## 付表5／乱 数 表

表は,一様乱数をあたえる.乱数とは,ある分布から得られた,独立な実現値の列である.この表は,(0,1) 区間の一様分布からの乱数で,0から9までの数が等しい確率で並んでいる.

これから,乱数列を取り出すには,まず,鉛筆を落として芯の印がついたところを任意出発点とし,以下の数を選べばよい.必要に応じて桁数をくくれば,種々の桁数の一様乱数を得ることができる.

また,数字を適宜読み変えることもある.たとえば,1〜20の間の乱数を得るには,2桁の乱数列を取り出し,10の桁が奇数なら1に,偶数なら0に置き換えればよい(このとき20には00をあてることになる).

## 付表6／相関係数の $z$ 変換表

$z$ 変換表は,相関係数に関する推論に際して用いられるもので,0.00から0.99まで0.01刻みの $r$ 値に対応する $z$ 値を与えている.

$z$ 変換の式は

$$z=\frac{1}{2}\ln\frac{1+r}{1-r}$$

であり,より正確な $z$ 値が必要な場合は,パソコンあるいは関数つき電卓で算出できる.

$z$ から $r$ へ逆変換の式は,

$$r=\frac{e^{2z}-1}{e^{2z}+1}$$

である.

$z$ 変換は $r$ の分布を正規分布によりよく近似させるよう工夫されたものである. $r$ のとる範囲は $-1$〜$1$ であるが,この変換により, $r\to 1$ のとき, $z\to\infty$ に,また, $r\to -1$ のとき, $z\to -\infty$ に近づき,正規分布と同じ範囲を

とることになる．また，$z$変換の大きな特徴は$z$の分散が近似的に$1/(n-3)$と，母相関係数$\rho$の値に依存しないことである．この性質が$\rho$の推論を容易にしている．

# INDEX

### い

イエーツの補正……………………92
一様分布……………………………45
一様乱数………………………45,192
因果関係…………………………113

### う

内訳つき棒図表……………………30

### え

円グラフ……………………………29
円図表………………………………29
エンドポイント …………………154
SMR ………………………………140

### お

オッズ ……………………………128
オッズ比 …………………………128
帯グラフ……………………………29
帯図表………………………………29
折れ線グラフ………………………31

### か

回帰係数 …………………………107
回帰式………………………………97
回帰直線 …………………………106

### か（続き）

階級値………………………………11
階級分け……………………………11
確率…………………………………35
確率分布……………………………40
確率変数……………………………40
確率密度関数………………………43
仮説検定……………………………71
片側検定 ……………………72,84,98
偏り…………………………………8
カテゴリー…………………………9
カテゴリー化………………………11
カプラン-マイヤー法……………157
加法の法則…………………………37
簡易生命表 ………………………148
間隔尺度……………………………10
頑健性………………………………85
観察打切り ………………………158
観察人時 …………………………116
観察人年 …………………………116
観測度数……………………………89
患者対照研究 …………82,128,132
間接法 ……………………………140
完全生命表 ………………………148
幹葉図………………………………33
関連 ………………………………103
関連性………………………………88
関連性の検定………………………89
関連の一致性 ……………………113
関連の強固性 ……………………113
関連の時間性 ……………………114
関連の整合性 ……………………114
関連の特異性 ……………………114

外挿 ……………………………107
$\chi^2$ 統計量 …………………90,99
$\chi^2$ 分布 ……………………90,190

## き

幾何平均 …………………………21
記述統計学 ………………………15
期待値 …………………………43,58
期待度数 …………………………89
帰無仮説 …………………………71
曲線的関連 ………………………105

## く

偶然誤差 ……………………………8
区間推定 …………………………63
クロス集計 ………………………25
クロス表 …………………………87

## け

系統誤差 ……………………………8
系統抽出 …………………………4,85
決定係数 …………………………112
検出力 ……………………………74
現状生命表 ………………………147

## こ

交絡因子 ………………………82,132
誤差 ………………………………6
コホート研究 ……………………127
コホート生命表 …………………147
根元事象 …………………………35

## さ

最小2乗法 ………………………106

最頻値 ……………………………20
算術平均 …………………………19
散布図 …………………………34,104
散布度 ……………………………21

## し

時系列データ ……………………13
試行 ………………………………35
試行データ …………………………5
自己対応 …………………………76
事象 ………………………………35
自然なペア ………………………77
質的データ …………………………9
質的データの数量化 ……………12
四分位範囲 ………………………23
四分偏差 …………………………23
死亡確率 ………………………122,149
死亡率 ……………………………122
死亡率比 …………………………126
集団データ …………………………3
集団の大きさ ………………………3
自由度 …………………………66,190,191
寿命データ ………………………14,147
順位和検定 ………………………100
順序尺度 ……………………………9
条件付き確率 ……………………39
乗法の法則 ………………………40
人為的なペア ……………………77
信頼区間 …………………………63
信頼限界 …………………………64
信頼度 ……………………………64
CMF ……………………………141

## す

推測統計学 …………………………4
推定 ………………………………62
数量データ ………………………10

## せ

正確性 ……………………………… 7
正規確率 …………………………… 55
正規分布 ……………………… 52,189
生存曲線 ………………………… 148
生存数 …………………………… 148
生存データ ……………………… 14
精度 ………………………………… 7
正の相関 ………………………… 104
生命表関数 ……………………… 148
生命表 …………………………… 147
生命表法 …………………… 147,154
生命保険数理法 ………………… 154
積事象 …………………………… 37
全数調査 …………………………… 7
全数データ ……………………… 4
線図表 …………………………… 31
$z$ 変換 …………………… 112,192

## そ

相関係数 …………………… 108,191
相関 ……………………………… 103
相対危険 ………………………… 126
相対度数 ……………………… 17,25
層別 ……………………………… 133
粗死亡率 ………………………… 139

## た

対称性 …………………………… 19
対数正規分布 …………………… 57
代表値 …………………………… 19
対立仮説 ………………………… 71
多肢選択 ………………………… 9,99
単純無作為抽出 ………………… 4
第1種の過誤 …………………… 73
第2種の過誤 …………………… 73

## ち

チャンの方法 …………………… 151
中央値 …………………………… 20
抽出率 ………………………… 4,69
中心極限定理 …………………… 65
超幾何分布 ……………… 48,58,91
調整死亡率指数 ………………… 141
直接法 …………………………… 139

## て

定常人口 ………………………… 148
訂正死亡率 ……………………… 139
点推定 …………………………… 62
$t$ 分布 ……………… 66,74,85,108,190

## と

統計地図 ………………………… 33
統計的推論 …………………… 4,61
尖り度 …………………………… 24
特性値 …………………………… 19
独立 …………………………… 5,37
独立事象の乗法の法則 ………… 38
度数折れ線 ……………………… 17
度数曲線 ………………………… 17
度数分布 ………………………… 15
度数分布表 ……………………… 15

## に

$2 \times R$ 分割表 ………………… 87,95
2項分布 ……………………… 46,58
2項母集団 ……………………… 67
2肢選択 ………………………… 9,88

## ね

年央人口 …………………………122
年齢調整死亡率 …………………138
年齢別死亡率 ……………………139

## は

パイ図表……………………………29
排反…………………………………36
排反事象……………………………36
はずれ値 …………………………110
パーセンタイル値…………………20
範囲…………………………………22

## ひ

比……………………………………25
非因果的関係 ……………………113
比尺度………………………………10
ヒストグラム………………………17
非標本誤差…………………………7
標準化死亡比 ……………………140
標準化………………………………53
標準誤差……………………65,68,155,158
標準正規分布 …………………53,189
標準偏差…………………………21,44
標本…………………………………3
標本誤差……………………………7
標本サイズ………………………4,69
標本抽出変動………………………7
標本調査……………………………3
標本データ…………………………4

## ふ

ファイ係数…………………………94
フィッシャーの直接確率計算法…92

## 負の相関 …………………………104
不偏分散……………………………63
分割表………………………………87
分散……………………………21,43,58

## へ

ペアマッチング……………………77
平均 ……………………………43,58
平均寿命 …………………………149
平均値の差の検定（対応がない場合）…………………………………75
平均値の差の検定（対応のある場合）…………………………………76
平均の検定…………………………74
平均偏差……………………………21
平均余命 …………………………148
変動係数……………………………23

## ほ

ポアッソン分布 ………50,58,124,125
棒グラフ……………………………27
棒図表………………………………27
母集団………………………………3

## ま

マッチド・ペア法…………………82
マンテル-ヘンツェル法……133,144
マン-ホイットニーの$U$検定……101

## み

峰……………………………………19

## む

無限母集団…………………………6

無作為抽出 …………………………3,45

## め

名義尺度 …………………………………9

## ゆ

有意水準……………………………………72
有限母集団 ………………………………6
有限母集団修正 ………………50,69
郵送法 ………………………………………8
有病期間 …………………………………115
有病率 ……………………………………115
歪み度………………………………………23

## よ

余事象……………………………………35

## ら

乱数表 ………………………………45,192

## り

罹患率比………………116,126,127
離散的確率変数……………………42
離散データ………………………………10
率比 ……………………………………126
両側検定 ……………………………72,84

## る

累積死亡率 ……………………………122
累積死亡率比 …………………………126
累積相対度数 …………………17,55
累積定常人口 …………………………148
累積度数…………………………………17
累積度数折れ線………………………17
累積罹患率 ……………………………119
累積罹患率比 …………………………126

## れ

連続性の補正……………78,92,125
連続的確率変数……………………42
連続データ………………………………10

## わ

和事象………………………………………36
割合…………………………………………25
割合の一様性の検定………………96
割合の傾向性の検定………………97
割合の検定……………………………78
割合の差の検定……………………79
割合の差の検定（対応のある場合）
　………………………………………80
割合の推定……………………………67

ヘルスサイエンスのための
基本統計学　　　　　　　© 2002

定価（本体 2,800 円＋税）

| 1988 年 7 月 1 日 | 1 版 1 刷 |
| 1998 年 2 月 10 日 | 2 版 1 刷 |
| 2000 年 4 月 25 日 | 3 刷 |
| 2002 年 1 月 20 日 | 3 版 1 刷 |
| 2004 年 4 月 30 日 | 2 刷 |
| 2006 年 1 月 30 日 | 3 刷 |

著　者　　福永　和夫（ふくなが　かずお）
　　　　　富井　正規（とみい　まさき）
　　　　　中村　好一（なかむら　よしかず）
　　　　　柳川　洋（やながわ　ひろし）

発行者　　株式会社　南山堂
　　　　　代表者　鈴木　肇

〒113-0034　東京都文京区湯島 4 丁目 1−11
Tel 編集(03)5689-7850・営業(03)5689-7855
振替口座　00110-5-6338

ISBN 4-525-05313-5　　　　　Printed in Japan

本書の内容の一部，あるいは全部を無断で複写複製することは（複写機などいかなる方法によっても），法律で認められた場合を除き，著作者および出版社の権利の侵害となりますので，ご注意ください．